Libro del dolor

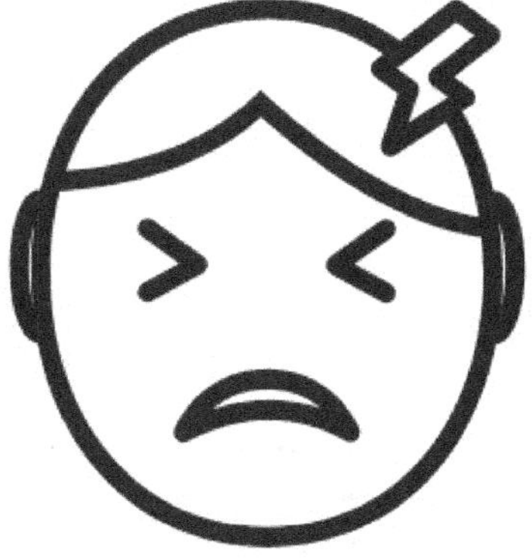

Este libro pertenece a:

Este libro de registro anota fechas, energía, actividad, sueño, niveles/área de dolor, comidas y muchas otras cosas útiles.

Libro del dolor

Fecha :-		Lun	Mar	Mie	Jue	Vie	Sab	Dom

Área de dolor

Inicio	Fin

Duración	

Lugar del cuerpo

Frente	Dorso
Izquierda	Derecha

Gravedad

1	2	3	4	5	6	7	8	9	10

Inicio	Fin

Duración	

Lugar del cuerpo

Frente	Dorso
Izquierda	Derecha

Gravedad

1	2	3	4	5	6	7	8	9	10

Inicio	Fin

Duración	

Lugar del cuerpo

Frente	Dorso
Izquierda	Derecha

Gravedad

1	2	3	4	5	6	7	8	9	10

Energía

☆ ☆ ☆ ☆ ☆

Actividad

☆ ☆ ☆ ☆ ☆

Dormir

☆ ☆ ☆ ☆ ☆

Otros síntomas	Disparadores	Medidas de alivio

Comentarios

Libro del dolor

Fecha :-		Lun	Mar	Mie	Jue	Vie	Sab	Dom

Área de dolor

Inicio	Fin		Lugar del cuerpo	
Duración			Frente	Dorso
			Izquierda	Derecha

Gravedad

1	2	3	4	5	6	7	8	9	10

Inicio	Fin		Lugar del cuerpo	
Duración			Frente	Dorso
			Izquierda	Derecha

Gravedad

1	2	3	4	5	6	7	8	9	10

Inicio	Fin		Lugar del cuerpo	
Duración			Frente	Dorso
			Izquierda	Derecha

Gravedad

1	2	3	4	5	6	7	8	9	10

Energía

☆ ☆ ☆ ☆ ☆

Actividad

☆ ☆ ☆ ☆ ☆

Dormir

☆ ☆ ☆ ☆ ☆

Otros síntomas	Disparadores	Medidas de alivio

Comentarios

Libro del dolor

Fecha :-		Lun	Mar	Mie	Jue	Vie	Sab	Dom

Área de dolor

Inicio	Fin

Duración

Lugar del cuerpo

Frente	Dorso
Izquierda	Derecha

Gravedad

1	2	3	4	5	6	7	8	9	10

Inicio	Fin

Duración

Lugar del cuerpo

Frente	Dorso
Izquierda	Derecha

Gravedad

1	2	3	4	5	6	7	8	9	10

Inicio	Fin

Duración

Lugar del cuerpo

Frente	Dorso
Izquierda	Derecha

Gravedad

1	2	3	4	5	6	7	8	9	10

Energía

☆ ☆ ☆ ☆ ☆

Actividad

☆ ☆ ☆ ☆ ☆

Dormir

☆ ☆ ☆ ☆ ☆

Otros síntomas	Disparadores	Medidas de alivio

Comentarios

Libro del dolor

Fecha :-	Lun	Mar	Mie	Jue	Vie	Sab	Dom

Área de dolor

Inicio	Fin

Duración

Lugar del cuerpo

Frente	Dorso
Izquierda	Derecha

Gravedad

1	2	3	4	5	6	7	8	9	10

Inicio	Fin

Duración

Lugar del cuerpo

Frente	Dorso
Izquierda	Derecha

Gravedad

1	2	3	4	5	6	7	8	9	10

Inicio	Fin

Duración

Lugar del cuerpo

Frente	Dorso
Izquierda	Derecha

Gravedad

1	2	3	4	5	6	7	8	9	10

Energía

☆ ☆ ☆ ☆ ☆

Actividad

☆ ☆ ☆ ☆ ☆

Dormir

☆ ☆ ☆ ☆ ☆

Otros síntomas	Disparadores	Medidas de alivio

Comentarios

Libro del dolor

Fecha :-		Lun	Mar	Mie	Jue	Vie	Sab	Dom

Área de dolor

Inicio	Fin		Lugar del cuerpo	
Duración			Frente	Dorso
			Izquierda	Derecha

Gravedad

1	2	3	4	5	6	7	8	9	10

Inicio	Fin		Lugar del cuerpo	
Duración			Frente	Dorso
			Izquierda	Derecha

Gravedad

1	2	3	4	5	6	7	8	9	10

Inicio	Fin		Lugar del cuerpo	
Duración			Frente	Dorso
			Izquierda	Derecha

Gravedad

1	2	3	4	5	6	7	8	9	10

Energía

☆ ☆ ☆ ☆ ☆

Actividad

☆ ☆ ☆ ☆ ☆

Dormir

☆ ☆ ☆ ☆ ☆

Otros síntomas	Disparadores	Medidas de alivio

Comentarios

Libro del dolor

Fecha :-		Lun	Mar	Mie	Jue	Vie	Sab	Dom

Área de dolor

Inicio	Fin

Duración

Lugar del cuerpo

Frente	Dorso
Izquierda	Derecha

Gravedad									
1	2	3	4	5	6	7	8	9	10

Inicio	Fin

Duración

Lugar del cuerpo

Frente	Dorso
Izquierda	Derecha

Gravedad									
1	2	3	4	5	6	7	8	9	10

Inicio	Fin

Duración

Lugar del cuerpo

Frente	Dorso
Izquierda	Derecha

Gravedad									
1	2	3	4	5	6	7	8	9	10

Energía

☆ ☆ ☆ ☆ ☆

Actividad

☆ ☆ ☆ ☆ ☆

Dormir

☆ ☆ ☆ ☆ ☆

Otros síntomas	Disparadores	Medidas de alivio

Comentarios

Libro del dolor

Fecha :-		Lun	Mar	Mie	Jue	Vie	Sab	Dom

Área de dolor

Inicio	Fin	Lugar del cuerpo	
Duración		Frente	Dorso
		Izquierda	Derecha

Gravedad

1	2	3	4	5	6	7	8	9	10

Inicio	Fin	Lugar del cuerpo	
Duración		Frente	Dorso
		Izquierda	Derecha

Gravedad

1	2	3	4	5	6	7	8	9	10

Inicio	Fin	Lugar del cuerpo	
Duración		Frente	Dorso
		Izquierda	Derecha

Gravedad

1	2	3	4	5	6	7	8	9	10

Energía

☆ ☆ ☆ ☆ ☆

Actividad

☆ ☆ ☆ ☆ ☆

Dormir

☆ ☆ ☆ ☆ ☆

Otros síntomas	Disparadores	Medidas de alivio

Comentarios

Libro del dolor

Fecha :-		Lun	Mar	Mie	Jue	Vie	Sab	Dom

Área de dolor

Inicio	Fin	Lugar del cuerpo	
Duración		Frente	Dorso
		Izquierda	Derecha

Gravedad									
1	2	3	4	5	6	7	8	9	10

Inicio	Fin	Lugar del cuerpo	
Duración		Frente	Dorso
		Izquierda	Derecha

Gravedad									
1	2	3	4	5	6	7	8	9	10

Inicio	Fin	Lugar del cuerpo	
Duración		Frente	Dorso
		Izquierda	Derecha

Gravedad									
1	2	3	4	5	6	7	8	9	10

Energía
☆ ☆ ☆ ☆ ☆

Actividad
☆ ☆ ☆ ☆ ☆

Dormir
☆ ☆ ☆ ☆ ☆

Otros síntomas	Disparadores	Medidas de alivio

Comentarios

Libro del dolor

Fecha :-		Lun	Mar	Mie	Jue	Vie	Sab	Dom

Área de dolor

Energía
☆ ☆ ☆ ☆ ☆

Actividad
☆ ☆ ☆ ☆ ☆

Dormir
☆ ☆ ☆ ☆ ☆

Inicio	Fin

Duración	

Lugar del cuerpo

Frente	Dorso
Izquierda	Derecha

Gravedad

1	2	3	4	5	6	7	8	9	10

Inicio	Fin

Duración	

Lugar del cuerpo

Frente	Dorso
Izquierda	Derecha

Gravedad

1	2	3	4	5	6	7	8	9	10

Inicio	Fin

Duración	

Lugar del cuerpo

Frente	Dorso
Izquierda	Derecha

Gravedad

1	2	3	4	5	6	7	8	9	10

Otros síntomas	Disparadores	Medidas de alivio

Comentarios

Libro del dolor

Fecha :-	Lun	Mar	Mie	Jue	Vie	Sab	Dom

Área de dolor

Inicio	Fin

Duración

Lugar del cuerpo

Frente	Dorso
Izquierda	Derecha

Gravedad									
1	2	3	4	5	6	7	8	9	10

Inicio	Fin

Duración

Lugar del cuerpo

Frente	Dorso
Izquierda	Derecha

Gravedad									
1	2	3	4	5	6	7	8	9	10

Inicio	Fin

Duración

Lugar del cuerpo

Frente	Dorso
Izquierda	Derecha

Gravedad									
1	2	3	4	5	6	7	8	9	10

Energía
☆ ☆ ☆ ☆ ☆

Actividad
☆ ☆ ☆ ☆ ☆

Dormir
☆ ☆ ☆ ☆ ☆

Otros síntomas	Disparadores	Medidas de alivio

Comentarios

Libro del dolor

Fecha :-		Lun	Mar	Mie	Jue	Vie	Sab	Dom

Área de dolor

Inicio	Fin

Duración

Lugar del cuerpo

Frente	Dorso
Izquierda	Derecha

Gravedad

1	2	3	4	5	6	7	8	9	10

Inicio	Fin

Duración

Lugar del cuerpo

Frente	Dorso
Izquierda	Derecha

Gravedad

1	2	3	4	5	6	7	8	9	10

Inicio	Fin

Duración

Lugar del cuerpo

Frente	Dorso
Izquierda	Derecha

Gravedad

1	2	3	4	5	6	7	8	9	10

Energía

☆ ☆ ☆ ☆ ☆

Actividad

☆ ☆ ☆ ☆ ☆

Dormir

☆ ☆ ☆ ☆ ☆

Otros síntomas	Disparadores	Medidas de alivio

Comentarios

Libro del dolor

Fecha :-	Lun	Mar	Mie	Jue	Vie	Sab	Dom

Área de dolor

Inicio	Fin

Duración

Lugar del cuerpo

Frente	Dorso
Izquierda	Derecha

Gravedad

1	2	3	4	5	6	7	8	9	10

Inicio	Fin

Duración

Lugar del cuerpo

Frente	Dorso
Izquierda	Derecha

Gravedad

1	2	3	4	5	6	7	8	9	10

Inicio	Fin

Duración

Lugar del cuerpo

Frente	Dorso
Izquierda	Derecha

Gravedad

1	2	3	4	5	6	7	8	9	10

Energía

☆ ☆ ☆ ☆ ☆

Actividad

☆ ☆ ☆ ☆ ☆

Dormir

☆ ☆ ☆ ☆ ☆

Otros síntomas	Disparadores	Medidas de alivio

Comentarios

Libro del dolor

Fecha :-		Lun	Mar	Mie	Jue	Vie	Sab	Dom

Área de dolor

Inicio	Fin

Duración

Lugar del cuerpo

Frente	Dorso
Izquierda	Derecha

Gravedad

1	2	3	4	5	6	7	8	9	10

Inicio	Fin

Duración

Lugar del cuerpo

Frente	Dorso
Izquierda	Derecha

Gravedad

1	2	3	4	5	6	7	8	9	10

Inicio	Fin

Duración

Lugar del cuerpo

Frente	Dorso
Izquierda	Derecha

Gravedad

1	2	3	4	5	6	7	8	9	10

Energía

☆ ☆ ☆ ☆ ☆

Actividad

☆ ☆ ☆ ☆ ☆

Dormir

☆ ☆ ☆ ☆ ☆

Otros síntomas	Disparadores	Medidas de alivio

Comentarios

Libro del dolor

Fecha :-		Lun	Mar	Mie	Jue	Vie	Sab	Dom

Área de dolor

Inicio	Fin

Duración

Lugar del cuerpo

Frente	Dorso
Izquierda	Derecha

Gravedad

1	2	3	4	5	6	7	8	9	10

Inicio	Fin

Duración

Lugar del cuerpo

Frente	Dorso
Izquierda	Derecha

Gravedad

1	2	3	4	5	6	7	8	9	10

Inicio	Fin

Duración

Lugar del cuerpo

Frente	Dorso
Izquierda	Derecha

Gravedad

1	2	3	4	5	6	7	8	9	10

Energía

☆ ☆ ☆ ☆ ☆

Actividad

☆ ☆ ☆ ☆ ☆

Dormir

☆ ☆ ☆ ☆ ☆

Otros síntomas	Disparadores	Medidas de alivio

Comentarios

Libro del dolor

Fecha :-		Lun	Mar	Mie	Jue	Vie	Sab	Dom

Área de dolor

Inicio	Fin

Duración

Lugar del cuerpo

Frente	Dorso
Izquierda	Derecha

Gravedad

1	2	3	4	5	6	7	8	9	10

Inicio	Fin

Duración

Lugar del cuerpo

Frente	Dorso
Izquierda	Derecha

Gravedad

1	2	3	4	5	6	7	8	9	10

Inicio	Fin

Duración

Lugar del cuerpo

Frente	Dorso
Izquierda	Derecha

Gravedad

1	2	3	4	5	6	7	8	9	10

Energía

☆ ☆ ☆ ☆ ☆

Actividad

☆ ☆ ☆ ☆ ☆

Dormir

☆ ☆ ☆ ☆ ☆

Otros síntomas	Disparadores	Medidas de alivio

Comentarios

Libro del dolor

Fecha :-		Lun	Mar	Mie	Jue	Vie	Sab	Dom

Área de dolor

Inicio	Fin		Lugar del cuerpo	
Duración			Frente	Dorso
			Izquierda	Derecha

Gravedad									
1	2	3	4	5	6	7	8	9	10

Inicio	Fin		Lugar del cuerpo	
Duración			Frente	Dorso
			Izquierda	Derecha

Gravedad									
1	2	3	4	5	6	7	8	9	10

Inicio	Fin		Lugar del cuerpo	
Duración			Frente	Dorso
			Izquierda	Derecha

Gravedad									
1	2	3	4	5	6	7	8	9	10

Energía

☆ ☆ ☆ ☆ ☆

Actividad

☆ ☆ ☆ ☆ ☆

Dormir

☆ ☆ ☆ ☆ ☆

Otros síntomas	Disparadores	Medidas de alivio

Comentarios

Libro del dolor

Fecha :-		Lun	Mar	Mie	Jue	Vie	Sab	Dom

Área de dolor

Inicio	Fin		Lugar del cuerpo	
Duración			Frente	Dorso
			Izquierda	Derecha

Gravedad

1	2	3	4	5	6	7	8	9	10

Inicio	Fin		Lugar del cuerpo	
Duración			Frente	Dorso
			Izquierda	Derecha

Gravedad

1	2	3	4	5	6	7	8	9	10

Inicio	Fin		Lugar del cuerpo	
Duración			Frente	Dorso
			Izquierda	Derecha

Gravedad

1	2	3	4	5	6	7	8	9	10

Energía

☆ ☆ ☆ ☆ ☆

Actividad

☆ ☆ ☆ ☆ ☆

Dormir

☆ ☆ ☆ ☆ ☆

Otros síntomas	Disparadores	Medidas de alivio

Comentarios

Libro del dolor

Fecha :-	Lun	Mar	Mie	Jue	Vie	Sab	Dom

Área de dolor

Inicio	Fin

Duración

Lugar del cuerpo

Frente	Dorso
Izquierda	Derecha

Gravedad

1	2	3	4	5	6	7	8	9	10

Inicio	Fin

Duración

Lugar del cuerpo

Frente	Dorso
Izquierda	Derecha

Gravedad

1	2	3	4	5	6	7	8	9	10

Inicio	Fin

Duración

Lugar del cuerpo

Frente	Dorso
Izquierda	Derecha

Gravedad

1	2	3	4	5	6	7	8	9	10

Energía

☆ ☆ ☆ ☆ ☆

Actividad

☆ ☆ ☆ ☆ ☆

Dormir

☆ ☆ ☆ ☆ ☆

Otros síntomas	Disparadores	Medidas de alivio

Comentarios

Libro del dolor

Fecha :-		Lun	Mar	Mie	Jue	Vie	Sab	Dom

Área de dolor

Inicio	Fin

Duración

Lugar del cuerpo

Frente	Dorso
Izquierda	Derecha

Gravedad

1	2	3	4	5	6	7	8	9	10

Inicio	Fin

Duración

Lugar del cuerpo

Frente	Dorso
Izquierda	Derecha

Gravedad

1	2	3	4	5	6	7	8	9	10

Inicio	Fin

Duración

Lugar del cuerpo

Frente	Dorso
Izquierda	Derecha

Gravedad

1	2	3	4	5	6	7	8	9	10

Energía

☆ ☆ ☆ ☆ ☆

Actividad

☆ ☆ ☆ ☆ ☆

Dormir

☆ ☆ ☆ ☆ ☆

Otros síntomas	Disparadores	Medidas de alivio

Comentarios

Libro del dolor

Fecha :-		Lun	Mar	Mie	Jue	Vie	Sab	Dom

Área de dolor

Inicio	Fin

Duración

Lugar del cuerpo

Frente	Dorso
Izquierda	Derecha

Gravedad

1	2	3	4	5	6	7	8	9	10

Inicio	Fin

Duración

Lugar del cuerpo

Frente	Dorso
Izquierda	Derecha

Gravedad

1	2	3	4	5	6	7	8	9	10

Inicio	Fin

Duración

Lugar del cuerpo

Frente	Dorso
Izquierda	Derecha

Gravedad

1	2	3	4	5	6	7	8	9	10

Energía

☆ ☆ ☆ ☆ ☆

Actividad

☆ ☆ ☆ ☆ ☆

Dormir

☆ ☆ ☆ ☆ ☆

Otros síntomas	Disparadores	Medidas de alivio

Comentarios

Libro del dolor

Fecha :-	Lun	Mar	Mie	Jue	Vie	Sab	Dom

Área de dolor

Inicio	Fin

Duración

Lugar del cuerpo

Frente	Dorso
Izquierda	Derecha

Gravedad

1	2	3	4	5	6	7	8	9	10

Inicio	Fin

Duración

Lugar del cuerpo

Frente	Dorso
Izquierda	Derecha

Gravedad

1	2	3	4	5	6	7	8	9	10

Inicio	Fin

Duración

Lugar del cuerpo

Frente	Dorso
Izquierda	Derecha

Gravedad

1	2	3	4	5	6	7	8	9	10

Energía

☆ ☆ ☆ ☆ ☆

Actividad

☆ ☆ ☆ ☆ ☆

Dormir

☆ ☆ ☆ ☆ ☆

Otros síntomas	Disparadores	Medidas de alivio

Comentarios

Libro del dolor

Fecha :-		Lun	Mar	Mie	Jue	Vie	Sab	Dom

Área de dolor

Inicio	Fin

Duración

Lugar del cuerpo

Frente	Dorso
Izquierda	Derecha

Gravedad									
1	2	3	4	5	6	7	8	9	10

Inicio	Fin

Duración

Lugar del cuerpo

Frente	Dorso
Izquierda	Derecha

Gravedad									
1	2	3	4	5	6	7	8	9	10

Inicio	Fin

Duración

Lugar del cuerpo

Frente	Dorso
Izquierda	Derecha

Gravedad									
1	2	3	4	5	6	7	8	9	10

Energía

☆ ☆ ☆ ☆ ☆

Actividad

☆ ☆ ☆ ☆ ☆

Dormir

☆ ☆ ☆ ☆ ☆

Otros síntomas	Disparadores	Medidas de alivio

Comentarios

Libro del dolor

Fecha :-		Lun	Mar	Mie	Jue	Vie	Sab	Dom

Área de dolor

Inicio	Fin

Duración

Lugar del cuerpo

Frente	Dorso
Izquierda	Derecha

Gravedad									
1	2	3	4	5	6	7	8	9	10

Inicio	Fin

Duración

Lugar del cuerpo

Frente	Dorso
Izquierda	Derecha

Gravedad									
1	2	3	4	5	6	7	8	9	10

Inicio	Fin

Duración

Lugar del cuerpo

Frente	Dorso
Izquierda	Derecha

Gravedad									
1	2	3	4	5	6	7	8	9	10

Energía
☆ ☆ ☆ ☆ ☆

Actividad
☆ ☆ ☆ ☆ ☆

Dormir
☆ ☆ ☆ ☆ ☆

Otros síntomas	Disparadores	Medidas de alivio

Comentarios

Libro del dolor

Fecha :-		Lun	Mar	Mie	Jue	Vie	Sab	Dom

Área de dolor

Inicio	Fin

Duración

Lugar del cuerpo

Frente	Dorso
Izquierda	Derecha

Gravedad

1	2	3	4	5	6	7	8	9	10

Inicio	Fin

Duración

Lugar del cuerpo

Frente	Dorso
Izquierda	Derecha

Gravedad

1	2	3	4	5	6	7	8	9	10

Inicio	Fin

Duración

Lugar del cuerpo

Frente	Dorso
Izquierda	Derecha

Gravedad

1	2	3	4	5	6	7	8	9	10

Energía

☆ ☆ ☆ ☆ ☆

Actividad

☆ ☆ ☆ ☆ ☆

Dormir

☆ ☆ ☆ ☆ ☆

Otros síntomas	Disparadores	Medidas de alivio

Comentarios

Libro del dolor

Fecha :-		Lun	Mar	Mie	Jue	Vie	Sab	Dom

Área de dolor

Inicio	Fin

Duración

Lugar del cuerpo

Frente	Dorso
Izquierda	Derecha

Gravedad

1	2	3	4	5	6	7	8	9	10

Inicio	Fin

Duración

Lugar del cuerpo

Frente	Dorso
Izquierda	Derecha

Gravedad

1	2	3	4	5	6	7	8	9	10

Inicio	Fin

Duración

Lugar del cuerpo

Frente	Dorso
Izquierda	Derecha

Gravedad

1	2	3	4	5	6	7	8	9	10

Energía

☆ ☆ ☆ ☆ ☆

Actividad

☆ ☆ ☆ ☆ ☆

Dormir

☆ ☆ ☆ ☆ ☆

Otros síntomas	Disparadores	Medidas de alivio

Comentarios

Libro del dolor

Fecha :-		Lun	Mar	Mie	Jue	Vie	Sab	Dom

Área de dolor

Inicio	Fin		Lugar del cuerpo	
Duración			Frente	Dorso
			Izquierda	Derecha

Gravedad									
1	2	3	4	5	6	7	8	9	10

Inicio	Fin		Lugar del cuerpo	
Duración			Frente	Dorso
			Izquierda	Derecha

Gravedad									
1	2	3	4	5	6	7	8	9	10

Inicio	Fin		Lugar del cuerpo	
Duración			Frente	Dorso
			Izquierda	Derecha

Gravedad									
1	2	3	4	5	6	7	8	9	10

Energía
☆ ☆ ☆ ☆ ☆

Actividad
☆ ☆ ☆ ☆ ☆

Dormir
☆ ☆ ☆ ☆ ☆

Otros síntomas	Disparadores	Medidas de alivio

Comentarios

Libro del dolor

Fecha :-	Lun	Mar	Mie	Jue	Vie	Sab	Dom

Área de dolor

Energía
☆ ☆ ☆ ☆ ☆

Actividad
☆ ☆ ☆ ☆ ☆

Dormir
☆ ☆ ☆ ☆ ☆

Inicio	Fin

Duración

Lugar del cuerpo

Frente	Dorso
Izquierda	Derecha

Gravedad

1	2	3	4	5	6	7	8	9	10

Inicio	Fin

Duración

Lugar del cuerpo

Frente	Dorso
Izquierda	Derecha

Gravedad

1	2	3	4	5	6	7	8	9	10

Inicio	Fin

Duración

Lugar del cuerpo

Frente	Dorso
Izquierda	Derecha

Gravedad

1	2	3	4	5	6	7	8	9	10

Otros síntomas	Disparadores	Medidas de alivio

Comentarios

Libro del dolor

Fecha :-		Lun	Mar	Mie	Jue	Vie	Sab	Dom

Área de dolor

Inicio	Fin

Duración

Lugar del cuerpo

Frente	Dorso
Izquierda	Derecha

Gravedad									
1	2	3	4	5	6	7	8	9	10

Inicio	Fin

Duración

Lugar del cuerpo

Frente	Dorso
Izquierda	Derecha

Gravedad									
1	2	3	4	5	6	7	8	9	10

Inicio	Fin

Duración

Lugar del cuerpo

Frente	Dorso
Izquierda	Derecha

Gravedad									
1	2	3	4	5	6	7	8	9	10

Energía

☆ ☆ ☆ ☆ ☆

Actividad

☆ ☆ ☆ ☆ ☆

Dormir

☆ ☆ ☆ ☆ ☆

Otros síntomas	Disparadores	Medidas de alivio

Comentarios

Libro del dolor

Fecha :-	Lun	Mar	Mie	Jue	Vie	Sab	Dom

Área de dolor

Inicio	Fin

Duración

Lugar del cuerpo

Frente	Dorso
Izquierda	Derecha

Gravedad

1	2	3	4	5	6	7	8	9	10

Inicio	Fin

Duración

Lugar del cuerpo

Frente	Dorso
Izquierda	Derecha

Gravedad

1	2	3	4	5	6	7	8	9	10

Inicio	Fin

Duración

Lugar del cuerpo

Frente	Dorso
Izquierda	Derecha

Gravedad

1	2	3	4	5	6	7	8	9	10

Energía

☆ ☆ ☆ ☆ ☆

Actividad

☆ ☆ ☆ ☆ ☆

Dormir

☆ ☆ ☆ ☆ ☆

Otros síntomas	Disparadores	Medidas de alivio

Comentarios

Libro del dolor

Fecha :-	Lun	Mar	Mie	Jue	Vie	Sab	Dom

Área de dolor

Inicio	Fin

Duración

Lugar del cuerpo

Frente	Dorso
Izquierda	Derecha

Gravedad

1	2	3	4	5	6	7	8	9	10

Inicio	Fin

Duración

Lugar del cuerpo

Frente	Dorso
Izquierda	Derecha

Gravedad

1	2	3	4	5	6	7	8	9	10

Inicio	Fin

Duración

Lugar del cuerpo

Frente	Dorso
Izquierda	Derecha

Gravedad

1	2	3	4	5	6	7	8	9	10

Energía

☆ ☆ ☆ ☆ ☆

Actividad

☆ ☆ ☆ ☆ ☆

Dormir

☆ ☆ ☆ ☆ ☆

Otros síntomas	Disparadores	Medidas de alivio

Comentarios

Libro del dolor

Fecha :-		Lun	Mar	Mie	Jue	Vie	Sab	Dom

Área de dolor

Inicio	Fin		Lugar del cuerpo	
Duración			Frente	Dorso
			Izquierda	Derecha

Gravedad									
1	2	3	4	5	6	7	8	9	10

Inicio	Fin		Lugar del cuerpo	
Duración			Frente	Dorso
			Izquierda	Derecha

Gravedad									
1	2	3	4	5	6	7	8	9	10

Inicio	Fin		Lugar del cuerpo	
Duración			Frente	Dorso
			Izquierda	Derecha

Gravedad									
1	2	3	4	5	6	7	8	9	10

Energía
☆ ☆ ☆ ☆ ☆

Actividad
☆ ☆ ☆ ☆ ☆

Dormir
☆ ☆ ☆ ☆ ☆

Otros síntomas	Disparadores	Medidas de alivio

Comentarios

Libro del dolor

Fecha :-	Lun	Mar	Mie	Jue	Vie	Sab	Dom

Área de dolor

Inicio	Fin

Duración

Lugar del cuerpo

Frente	Dorso
Izquierda	Derecha

Gravedad

1	2	3	4	5	6	7	8	9	10

Inicio	Fin

Duración

Lugar del cuerpo

Frente	Dorso
Izquierda	Derecha

Gravedad

1	2	3	4	5	6	7	8	9	10

Inicio	Fin

Duración

Lugar del cuerpo

Frente	Dorso
Izquierda	Derecha

Gravedad

1	2	3	4	5	6	7	8	9	10

Energía

☆ ☆ ☆ ☆ ☆

Actividad

☆ ☆ ☆ ☆ ☆

Dormir

☆ ☆ ☆ ☆ ☆

Otros síntomas	Disparadores	Medidas de alivio

Comentarios

Libro del dolor

Fecha :-		Lun	Mar	Mie	Jue	Vie	Sab	Dom

Área de dolor

Energía
☆ ☆ ☆ ☆ ☆

Actividad
★ ★ ★ ★ ☆

Dormir
☆ ☆ ☆ ☆ ☆

Inicio	Fin

Duración	

Lugar del cuerpo	
Frente	Dorso
Izquierda	Derecha

Gravedad

1	2	3	4	5	6	7	8	9	10

Inicio	Fin

Duración	

Lugar del cuerpo	
Frente	Dorso
Izquierda	Derecha

Gravedad

1	2	3	4	5	6	7	8	9	10

Inicio	Fin

Duración	

Lugar del cuerpo	
Frente	Dorso
Izquierda	Derecha

Gravedad

1	2	3	4	5	6	7	8	9	10

Otros síntomas	Disparadores	Medidas de alivio

Comentarios

Libro del dolor

Fecha :-		Lun	Mar	Mie	Jue	Vie	Sab	Dom

Área de dolor

Inicio	Fin

Duración

Lugar del cuerpo

Frente	Dorso
Izquierda	Derecha

Gravedad									
1	2	3	4	5	6	7	8	9	10

Inicio	Fin

Duración

Lugar del cuerpo

Frente	Dorso
Izquierda	Derecha

Gravedad									
1	2	3	4	5	6	7	8	9	10

Inicio	Fin

Duración

Lugar del cuerpo

Frente	Dorso
Izquierda	Derecha

Gravedad									
1	2	3	4	5	6	7	8	9	10

Energía
☆ ☆ ☆ ☆ ☆

Actividad
☆ ☆ ☆ ☆ ☆

Dormir
☆ ☆ ☆ ☆ ☆

Otros síntomas	Disparadores	Medidas de alivio

Comentarios

Libro del dolor

Fecha :-	Lun	Mar	Mie	Jue	Vie	Sab	Dom

Área de dolor

Energía
☆ ☆ ☆ ☆ ☆

Actividad
☆ ☆ ☆ ☆ ☆

Dormir
☆ ☆ ☆ ☆ ☆

Inicio	Fin	Lugar del cuerpo	
Duración		Frente	Dorso
		Izquierda	Derecha

Gravedad

1	2	3	4	5	6	7	8	9	10

Inicio	Fin	Lugar del cuerpo	
Duración		Frente	Dorso
		Izquierda	Derecha

Gravedad

1	2	3	4	5	6	7	8	9	10

Inicio	Fin	Lugar del cuerpo	
Duración		Frente	Dorso
		Izquierda	Derecha

Gravedad

1	2	3	4	5	6	7	8	9	10

Otros síntomas	Disparadores	Medidas de alivio

Comentarios

Libro del dolor

Fecha :-	Lun	Mar	Mie	Jue	Vie	Sab	Dom

Área de dolor

Inicio	Fin

Duración

Lugar del cuerpo

Frente	Dorso
Izquierda	Derecha

Gravedad

1	2	3	4	5	6	7	8	9	10

Inicio	Fin

Duración

Lugar del cuerpo

Frente	Dorso
Izquierda	Derecha

Gravedad

1	2	3	4	5	6	7	8	9	10

Inicio	Fin

Duración

Lugar del cuerpo

Frente	Dorso
Izquierda	Derecha

Gravedad

1	2	3	4	5	6	7	8	9	10

Energía

☆ ☆ ☆ ☆ ☆

Actividad

☆ ☆ ☆ ☆ ☆

Dormir

☆ ☆ ☆ ☆ ☆

Otros síntomas	Disparadores	Medidas de alivio

Comentarios

Libro del dolor

Fecha :-		Lun	Mar	Mie	Jue	Vie	Sab	Dom

Área de dolor

Inicio	Fin		Lugar del cuerpo	
Duración			Frente	Dorso
			Izquierda	Derecha

Gravedad

1	2	3	4	5	6	7	8	9	10

Inicio	Fin		Lugar del cuerpo	
Duración			Frente	Dorso
			Izquierda	Derecha

Gravedad

1	2	3	4	5	6	7	8	9	10

Inicio	Fin		Lugar del cuerpo	
Duración			Frente	Dorso
			Izquierda	Derecha

Gravedad

1	2	3	4	5	6	7	8	9	10

Energía

☆ ☆ ☆ ☆ ☆

Actividad

☆ ☆ ☆ ☆ ☆

Dormir

☆ ☆ ☆ ☆ ☆

Otros síntomas	Disparadores	Medidas de alivio

Comentarios

Libro del dolor

Fecha :-		Lun	Mar	Mie	Jue	Vie	Sab	Dom

Área de dolor

Inicio	Fin

Duración

Lugar del cuerpo

Frente	Dorso
Izquierda	Derecha

Gravedad									
1	2	3	4	5	6	7	8	9	10

Inicio	Fin

Duración

Lugar del cuerpo

Frente	Dorso
Izquierda	Derecha

Gravedad									
1	2	3	4	5	6	7	8	9	10

Inicio	Fin

Duración

Lugar del cuerpo

Frente	Dorso
Izquierda	Derecha

Gravedad									
1	2	3	4	5	6	7	8	9	10

Energía

☆ ☆ ☆ ☆ ☆

Actividad

☆ ☆ ☆ ☆ ☆

Dormir

☆ ☆ ☆ ☆ ☆

Otros síntomas	Disparadores	Medidas de alivio

Comentarios

Libro del dolor

Fecha :-	Lun	Mar	Mie	Jue	Vie	Sab	Dom

Área de dolor

Inicio	Fin

Duración

Lugar del cuerpo

Frente	Dorso
Izquierda	Derecha

Gravedad

1	2	3	4	5	6	7	8	9	10

Inicio	Fin

Duración

Lugar del cuerpo

Frente	Dorso
Izquierda	Derecha

Gravedad

1	2	3	4	5	6	7	8	9	10

Inicio	Fin

Duración

Lugar del cuerpo

Frente	Dorso
Izquierda	Derecha

Gravedad

1	2	3	4	5	6	7	8	9	10

Energía

☆ ☆ ☆ ☆ ☆

Actividad

★ ☆ ☆ ☆ ☆

Dormir

☆ ☆ ☆ ☆ ★

Otros síntomas	Disparadores	Medidas de alivio

Comentarios

Libro del dolor

Fecha :-	Lun	Mar	Mie	Jue	Vie	Sab	Dom

Área de dolor

Inicio	Fin

Duración

Lugar del cuerpo

Frente	Dorso
Izquierda	Derecha

Gravedad									
1	2	3	4	5	6	7	8	9	10

Inicio	Fin

Duración

Lugar del cuerpo

Frente	Dorso
Izquierda	Derecha

Gravedad									
1	2	3	4	5	6	7	8	9	10

Inicio	Fin

Duración

Lugar del cuerpo

Frente	Dorso
Izquierda	Derecha

Gravedad									
1	2	3	4	5	6	7	8	9	10

Energía

☆ ☆ ☆ ☆ ☆

Actividad

☆ ☆ ☆ ☆ ☆

Dormir

☆ ☆ ☆ ☆ ☆

Otros síntomas	Disparadores	Medidas de alivio

Comentarios

Libro del dolor

Fecha :-		Lun	Mar	Mie	Jue	Vie	Sab	Dom

Área de dolor

Energía
☆ ☆ ☆ ☆ ☆

Actividad
☆ ☆ ☆ ☆ ☆

Dormir
☆ ☆ ☆ ☆ ☆

Inicio	Fin

Duración

Lugar del cuerpo

Frente	Dorso
Izquierda	Derecha

Gravedad

1	2	3	4	5	6	7	8	9	10

Inicio	Fin

Duración

Lugar del cuerpo

Frente	Dorso
Izquierda	Derecha

Gravedad

1	2	3	4	5	6	7	8	9	10

Inicio	Fin

Duración

Lugar del cuerpo

Frente	Dorso
Izquierda	Derecha

Gravedad

1	2	3	4	5	6	7	8	9	10

Otros síntomas	Disparadores	Medidas de alivio

Comentarios

Libro del dolor

Fecha :-		Lun	Mar	Mie	Jue	Vie	Sab	Dom

Área de dolor

Energía
☆ ☆ ☆ ☆ ☆

Actividad
☆ ☆ ☆ ☆ ☆

Dormir
☆ ☆ ☆ ☆ ☆

Inicio	Fin

Duración

Lugar del cuerpo

Frente	Dorso
Izquierda	Derecha

Gravedad									
1	2	3	4	5	6	7	8	9	10

Inicio	Fin

Duración

Lugar del cuerpo

Frente	Dorso
Izquierda	Derecha

Gravedad									
1	2	3	4	5	6	7	8	9	10

Inicio	Fin

Duración

Lugar del cuerpo

Frente	Dorso
Izquierda	Derecha

Gravedad									
1	2	3	4	5	6	7	8	9	10

Otros síntomas	Disparadores	Medidas de alivio

Comentarios

Libro del dolor

Fecha :-	Lun	Mar	Mie	Jue	Vie	Sab	Dom

Área de dolor

Inicio	Fin

Duración

Lugar del cuerpo

Frente	Dorso
Izquierda	Derecha

Gravedad

| 1 | 2 | 3 | 4 | 5 | 6 | 7 | 8 | 9 | 10 |

Inicio	Fin

Duración

Lugar del cuerpo

Frente	Dorso
Izquierda	Derecha

Gravedad

| 1 | 2 | 3 | 4 | 5 | 6 | 7 | 8 | 9 | 10 |

Energía

☆ ☆ ☆ ☆ ☆

Actividad

☆ ☆ ☆ ☆ ☆

Dormir

☆ ☆ ☆ ☆ ☆

Inicio	Fin

Duración

Lugar del cuerpo

Frente	Dorso
Izquierda	Derecha

Gravedad

| 1 | 2 | 3 | 4 | 5 | 6 | 7 | 8 | 9 | 10 |

Otros síntomas	Disparadores	Medidas de alivio

Comentarios

Libro del dolor

Fecha :-	Lun	Mar	Mie	Jue	Vie	Sab	Dom

Área de dolor

Inicio	Fin

Duración

Lugar del cuerpo

Frente	Dorso
Izquierda	Derecha

Gravedad									
1	2	3	4	5	6	7	8	9	10

Inicio	Fin

Duración

Lugar del cuerpo

Frente	Dorso
Izquierda	Derecha

Gravedad									
1	2	3	4	5	6	7	8	9	10

Inicio	Fin

Duración

Lugar del cuerpo

Frente	Dorso
Izquierda	Derecha

Gravedad									
1	2	3	4	5	6	7	8	9	10

Energía

☆ ☆ ☆ ☆ ☆

Actividad

☆ ☆ ☆ ☆ ☆

Dormir

☆ ☆ ☆ ☆ ☆

Otros síntomas	Disparadores	Medidas de alivio

Comentarios

Libro del dolor

Fecha :-		Lun	Mar	Mie	Jue	Vie	Sab	Dom

Área de dolor

Inicio	Fin

Duración

Lugar del cuerpo

Frente	Dorso
Izquierda	Derecha

Gravedad

1	2	3	4	5	6	7	8	9	10

Inicio	Fin

Duración

Lugar del cuerpo

Frente	Dorso
Izquierda	Derecha

Gravedad

1	2	3	4	5	6	7	8	9	10

Inicio	Fin

Duración

Lugar del cuerpo

Frente	Dorso
Izquierda	Derecha

Gravedad

1	2	3	4	5	6	7	8	9	10

Energía

☆ ☆ ☆ ☆ ☆

Actividad

☆ ☆ ☆ ☆ ☆

Dormir

☆ ☆ ☆ ☆ ☆

Otros síntomas	Disparadores	Medidas de alivio

Comentarios

Libro del dolor

Fecha :-		Lun	Mar	Mie	Jue	Vie	Sab	Dom

Área de dolor

Inicio	Fin

Duración

Lugar del cuerpo

Frente	Dorso
Izquierda	Derecha

Gravedad

1	2	3	4	5	6	7	8	9	10

Inicio	Fin

Duración

Lugar del cuerpo

Frente	Dorso
Izquierda	Derecha

Gravedad

1	2	3	4	5	6	7	8	9	10

Inicio	Fin

Duración

Lugar del cuerpo

Frente	Dorso
Izquierda	Derecha

Gravedad

1	2	3	4	5	6	7	8	9	10

Energía

☆ ☆ ☆ ☆ ☆

Actividad

☆ ☆ ☆ ☆ ☆

Dormir

☆ ☆ ☆ ☆ ☆

Otros síntomas	Disparadores	Medidas de alivio

Comentarios

Libro del dolor

Fecha :-		Lun	Mar	Mie	Jue	Vie	Sab	Dom

Área de dolor

Inicio	Fin

Duración

Lugar del cuerpo

Frente	Dorso
Izquierda	Derecha

Gravedad

1	2	3	4	5	6	7	8	9	10

Inicio	Fin

Duración

Lugar del cuerpo

Frente	Dorso
Izquierda	Derecha

Gravedad

1	2	3	4	5	6	7	8	9	10

Inicio	Fin

Duración

Lugar del cuerpo

Frente	Dorso
Izquierda	Derecha

Gravedad

1	2	3	4	5	6	7	8	9	10

Energía

☆ ☆ ☆ ☆ ☆

Actividad

☆ ☆ ☆ ☆ ☆

Dormir

☆ ☆ ☆ ☆ ☆

Otros síntomas	Disparadores	Medidas de alivio

Comentarios

Libro del dolor

Fecha :-		Lun	Mar	Mie	Jue	Vie	Sab	Dom

Área de dolor

Inicio	Fin	Lugar del cuerpo	
Duración		Frente	Dorso
		Izquierda	Derecha

Gravedad									
1	2	3	4	5	6	7	8	9	10

Inicio	Fin	Lugar del cuerpo	
Duración		Frente	Dorso
		Izquierda	Derecha

Gravedad									
1	2	3	4	5	6	7	8	9	10

Inicio	Fin	Lugar del cuerpo	
Duración		Frente	Dorso
		Izquierda	Derecha

Gravedad									
1	2	3	4	5	6	7	8	9	10

Energía
☆ ☆ ☆ ☆ ☆

Actividad
☆ ☆ ☆ ☆ ☆

Dormir
☆ ☆ ☆ ☆ ☆

Otros síntomas	Disparadores	Medidas de alivio

Comentarios

Libro del dolor

Fecha :-		Lun	Mar	Mie	Jue	Vie	Sab	Dom

Área de dolor

Inicio	Fin

Duración

Lugar del cuerpo

Frente	Dorso
Izquierda	Derecha

Gravedad

1	2	3	4	5	6	7	8	9	10

Inicio	Fin

Duración

Lugar del cuerpo

Frente	Dorso
Izquierda	Derecha

Gravedad

1	2	3	4	5	6	7	8	9	10

Inicio	Fin

Duración

Lugar del cuerpo

Frente	Dorso
Izquierda	Derecha

Gravedad

1	2	3	4	5	6	7	8	9	10

Energía

☆ ☆ ☆ ☆ ☆

Actividad

☆ ☆ ☆ ☆ ☆

Dormir

☆ ☆ ☆ ☆ ☆

Otros síntomas	Disparadores	Medidas de alivio

Comentarios

Libro del dolor

Fecha :-		Lun	Mar	Mie	Jue	Vie	Sab	Dom

Área de dolor

Inicio	Fin		Lugar del cuerpo	
Duración			Frente	Dorso
			Izquierda	Derecha

Gravedad									
1	2	3	4	5	6	7	8	9	10

Inicio	Fin		Lugar del cuerpo	
Duración			Frente	Dorso
			Izquierda	Derecha

Gravedad									
1	2	3	4	5	6	7	8	9	10

Inicio	Fin		Lugar del cuerpo	
Duración			Frente	Dorso
			Izquierda	Derecha

Gravedad									
1	2	3	4	5	6	7	8	9	10

Energía
☆ ☆ ☆ ☆ ☆

Actividad
☆ ☆ ☆ ☆ ☆

Dormir
☆ ☆ ☆ ☆ ☆

Otros síntomas	Disparadores	Medidas de alivio

Comentarios

Libro del dolor

Fecha :-	Lun	Mar	Mie	Jue	Vie	Sab	Dom

Área de dolor

Inicio	Fin

Duración

Lugar del cuerpo

Frente	Dorso
Izquierda	Derecha

Gravedad

1	2	3	4	5	6	7	8	9	10

Inicio	Fin

Duración

Lugar del cuerpo

Frente	Dorso
Izquierda	Derecha

Gravedad

1	2	3	4	5	6	7	8	9	10

Inicio	Fin

Duración

Lugar del cuerpo

Frente	Dorso
Izquierda	Derecha

Gravedad

1	2	3	4	5	6	7	8	9	10

Energía

☆ ☆ ☆ ☆ ☆

Actividad

☆ ☆ ☆ ☆ ☆

Dormir

☆ ☆ ☆ ☆ ☆

Otros síntomas	Disparadores	Medidas de alivio

Comentarios

Libro del dolor

Fecha :-		Lun	Mar	Mie	Jue	Vie	Sab	Dom

Área de dolor

Inicio	Fin		Lugar del cuerpo	
Duración			Frente	Dorso
			Izquierda	Derecha

Gravedad									
1	2	3	4	5	6	7	8	9	10

Inicio	Fin		Lugar del cuerpo	
Duración			Frente	Dorso
			Izquierda	Derecha

Gravedad									
1	2	3	4	5	6	7	8	9	10

Inicio	Fin		Lugar del cuerpo	
Duración			Frente	Dorso
			Izquierda	Derecha

Gravedad									
1	2	3	4	5	6	7	8	9	10

Energía

☆ ☆ ☆ ☆ ☆

Actividad

☆ ☆ ☆ ☆ ☆

Dormir

☆ ☆ ☆ ☆ ☆

Otros síntomas	Disparadores	Medidas de alivio

Comentarios

Libro del dolor

Fecha :-		Lun	Mar	Mie	Jue	Vie	Sab	Dom

Área de dolor

Inicio	Fin

Duración

Lugar del cuerpo

Frente	Dorso
Izquierda	Derecha

Gravedad

1	2	3	4	5	6	7	8	9	10

Inicio	Fin

Duración

Lugar del cuerpo

Frente	Dorso
Izquierda	Derecha

Gravedad

1	2	3	4	5	6	7	8	9	10

Inicio	Fin

Duración

Lugar del cuerpo

Frente	Dorso
Izquierda	Derecha

Gravedad

1	2	3	4	5	6	7	8	9	10

Energía

☆ ☆ ☆ ☆ ☆

Actividad

☆ ☆ ☆ ☆ ☆

Dormir

☆ ☆ ☆ ☆ ☆

Otros síntomas	Disparadores	Medidas de alivio

Comentarios

Libro del dolor

Fecha :-		Lun	Mar	Mie	Jue	Vie	Sab	Dom

Área de dolor

Inicio	Fin		Lugar del cuerpo	
Duración			Frente	Dorso
			Izquierda	Derecha

Gravedad									
1	2	3	4	5	6	7	8	9	10

Inicio	Fin		Lugar del cuerpo	
Duración			Frente	Dorso
			Izquierda	Derecha

Gravedad									
1	2	3	4	5	6	7	8	9	10

Inicio	Fin		Lugar del cuerpo	
Duración			Frente	Dorso
			Izquierda	Derecha

Gravedad									
1	2	3	4	5	6	7	8	9	10

Energía

☆ ☆ ☆ ☆ ☆

Actividad

☆ ☆ ☆ ☆ ☆

Dormir

☆ ☆ ☆ ☆ ☆

Otros síntomas	Disparadores	Medidas de alivio

Comentarios

Libro del dolor

Fecha :-		Lun	Mar	Mie	Jue	Vie	Sab	Dom

Área de dolor

Inicio	Fin

Duración

Lugar del cuerpo

Frente	Dorso
Izquierda	Derecha

Gravedad

1	2	3	4	5	6	7	8	9	10

Inicio	Fin

Duración

Lugar del cuerpo

Frente	Dorso
Izquierda	Derecha

Gravedad

1	2	3	4	5	6	7	8	9	10

Inicio	Fin

Duración

Lugar del cuerpo

Frente	Dorso
Izquierda	Derecha

Gravedad

1	2	3	4	5	6	7	8	9	10

Energía

☆ ☆ ☆ ☆ ☆

Actividad

☆ ☆ ☆ ☆ ☆

Dormir

☆ ☆ ☆ ☆ ☆

Otros síntomas	Disparadores	Medidas de alivio

Comentarios

Libro del dolor

Fecha :-		Lun	Mar	Mie	Jue	Vie	Sab	Dom

Área de dolor

Inicio	Fin

Duración

Lugar del cuerpo

Frente	Dorso
Izquierda	Derecha

Gravedad

1	2	3	4	5	6	7	8	9	10

Inicio	Fin

Duración

Lugar del cuerpo

Frente	Dorso
Izquierda	Derecha

Gravedad

1	2	3	4	5	6	7	8	9	10

Inicio	Fin

Duración

Lugar del cuerpo

Frente	Dorso
Izquierda	Derecha

Gravedad

1	2	3	4	5	6	7	8	9	10

Energía

☆ ☆ ☆ ☆ ☆

Actividad

☆ ☆ ☆ ☆ ☆

Dormir

☆ ☆ ☆ ☆ ☆

Otros síntomas	Disparadores	Medidas de alivio

Comentarios

Libro del dolor

Fecha :-		Lun	Mar	Mie	Jue	Vie	Sab	Dom

Área de dolor

Inicio	Fin		Lugar del cuerpo	
Duración			Frente	Dorso
			Izquierda	Derecha

Gravedad									
1	2	3	4	5	6	7	8	9	10

Inicio	Fin		Lugar del cuerpo	
Duración			Frente	Dorso
			Izquierda	Derecha

Gravedad									
1	2	3	4	5	6	7	8	9	10

Inicio	Fin		Lugar del cuerpo	
Duración			Frente	Dorso
			Izquierda	Derecha

Gravedad									
1	2	3	4	5	6	7	8	9	10

Energía
☆ ☆ ☆ ☆ ☆

Actividad
☆ ☆ ☆ ☆ ☆

Dormir
☆ ☆ ☆ ☆ ☆

Otros síntomas	Disparadores	Medidas de alivio

Comentarios

Libro del dolor

Fecha :-		Lun	Mar	Mie	Jue	Vie	Sab	Dom

Área de dolor

Inicio	Fin

Duración

Lugar del cuerpo

Frente	Dorso
Izquierda	Derecha

Gravedad									
1	2	3	4	5	6	7	8	9	10

Inicio	Fin

Duración

Lugar del cuerpo

Frente	Dorso
Izquierda	Derecha

Gravedad									
1	2	3	4	5	6	7	8	9	10

Inicio	Fin

Duración

Lugar del cuerpo

Frente	Dorso
Izquierda	Derecha

Gravedad									
1	2	3	4	5	6	7	8	9	10

Energía

☆ ☆ ☆ ☆ ☆

Actividad

☆ ☆ ☆ ☆ ☆

Dormir

☆ ☆ ☆ ☆ ☆

Otros síntomas	Disparadores	Medidas de alivio

Comentarios

Libro del dolor

Fecha :-		Lun	Mar	Mie	Jue	Vie	Sab	Dom

Área de dolor

Inicio	Fin

Duración

Lugar del cuerpo

Frente	Dorso
Izquierda	Derecha

Gravedad

1	2	3	4	5	6	7	8	9	10

Inicio	Fin

Duración

Lugar del cuerpo

Frente	Dorso
Izquierda	Derecha

Gravedad

1	2	3	4	5	6	7	8	9	10

Inicio	Fin

Duración

Lugar del cuerpo

Frente	Dorso
Izquierda	Derecha

Gravedad

1	2	3	4	5	6	7	8	9	10

Energía

☆ ☆ ☆ ☆ ☆

Actividad

☆ ☆ ☆ ☆ ☆

Dormir

☆ ☆ ☆ ☆ ☆

Otros síntomas	Disparadores	Medidas de alivio

Comentarios

Libro del dolor

Fecha :-		Lun	Mar	Mie	Jue	Vie	Sab	Dom

Área de dolor

Inicio	Fin

Duración

Lugar del cuerpo

Frente	Dorso
Izquierda	Derecha

Gravedad									
1	2	3	4	5	6	7	8	9	10

Inicio	Fin

Duración

Lugar del cuerpo

Frente	Dorso
Izquierda	Derecha

Gravedad									
1	2	3	4	5	6	7	8	9	10

Inicio	Fin

Duración

Lugar del cuerpo

Frente	Dorso
Izquierda	Derecha

Gravedad									
1	2	3	4	5	6	7	8	9	10

Energía
☆ ☆ ☆ ☆ ☆

Actividad
☆ ☆ ☆ ☆ ☆

Dormir
☆ ☆ ☆ ☆ ☆

Otros síntomas	Disparadores	Medidas de alivio

Comentarios

Libro del dolor

Fecha :-		Lun	Mar	Mie	Jue	Vie	Sab	Dom

Área de dolor

Inicio	Fin

Duración

Lugar del cuerpo

Frente	Dorso
Izquierda	Derecha

Gravedad									
1	2	3	4	5	6	7	8	9	10

Inicio	Fin

Duración

Lugar del cuerpo

Frente	Dorso
Izquierda	Derecha

Gravedad									
1	2	3	4	5	6	7	8	9	10

Inicio	Fin

Duración

Lugar del cuerpo

Frente	Dorso
Izquierda	Derecha

Gravedad									
1	2	3	4	5	6	7	8	9	10

Energía
☆ ☆ ☆ ☆ ☆

Actividad
☆ ☆ ☆ ☆ ☆

Dormir
☆ ☆ ☆ ☆ ☆

Otros síntomas	Disparadores	Medidas de alivio

Comentarios

Libro del dolor

Fecha :-	Lun	Mar	Mie	Jue	Vie	Sab	Dom

Área de dolor

Inicio	Fin

Duración

Lugar del cuerpo

Frente	Dorso
Izquierda	Derecha

Gravedad

1	2	3	4	5	6	7	8	9	10

Inicio	Fin

Duración

Lugar del cuerpo

Frente	Dorso
Izquierda	Derecha

Gravedad

1	2	3	4	5	6	7	8	9	10

Inicio	Fin

Duración

Lugar del cuerpo

Frente	Dorso
Izquierda	Derecha

Gravedad

1	2	3	4	5	6	7	8	9	10

Energía

☆ ☆ ☆ ☆ ☆

Actividad

☆ ☆ ☆ ☆ ☆

Dormir

☆ ☆ ☆ ☆ ☆

Otros síntomas	Disparadores	Medidas de alivio

Comentarios

Libro del dolor

Fecha :-		Lun	Mar	Mie	Jue	Vie	Sab	Dom

Área de dolor

Inicio	Fin

Duración

Lugar del cuerpo

Frente	Dorso
Izquierda	Derecha

Gravedad

1	2	3	4	5	6	7	8	9	10

Inicio	Fin

Duración

Lugar del cuerpo

Frente	Dorso
Izquierda	Derecha

Gravedad

1	2	3	4	5	6	7	8	9	10

Inicio	Fin

Duración

Lugar del cuerpo

Frente	Dorso
Izquierda	Derecha

Gravedad

1	2	3	4	5	6	7	8	9	10

Energía

☆ ☆ ☆ ☆ ☆

Actividad

☆ ☆ ☆ ☆ ☆

Dormir

☆ ☆ ☆ ☆ ☆

Otros síntomas	Disparadores	Medidas de alivio

Comentarios

Libro del dolor

Fecha :-		Lun	Mar	Mie	Jue	Vie	Sab	Dom

Área de dolor

Inicio	Fin	Lugar del cuerpo	
Duración		Frente	Dorso
		Izquierda	Derecha

Gravedad

1	2	3	4	5	6	7	8	9	10

Inicio	Fin	Lugar del cuerpo	
Duración		Frente	Dorso
		Izquierda	Derecha

Gravedad

1	2	3	4	5	6	7	8	9	10

Inicio	Fin	Lugar del cuerpo	
Duración		Frente	Dorso
		Izquierda	Derecha

Gravedad

1	2	3	4	5	6	7	8	9	10

Energía

☆ ☆ ☆ ☆ ☆

Actividad

☆ ☆ ☆ ☆ ☆

Dormir

☆ ☆ ☆ ☆ ☆

Otros síntomas	Disparadores	Medidas de alivio

Comentarios

Libro del dolor

Fecha :-		Lun	Mar	Mie	Jue	Vie	Sab	Dom

Área de dolor

Inicio	Fin

Duración

Lugar del cuerpo

Frente	Dorso
Izquierda	Derecha

Gravedad

1	2	3	4	5	6	7	8	9	10

Inicio	Fin

Duración

Lugar del cuerpo

Frente	Dorso
Izquierda	Derecha

Gravedad

1	2	3	4	5	6	7	8	9	10

Inicio	Fin

Duración

Lugar del cuerpo

Frente	Dorso
Izquierda	Derecha

Gravedad

1	2	3	4	5	6	7	8	9	10

Energía

☆ ☆ ☆ ☆ ☆

Actividad

☆ ☆ ☆ ☆ ☆

Dormir

☆ ☆ ☆ ☆ ☆

Otros síntomas	Disparadores	Medidas de alivio

Comentarios

Libro del dolor

Fecha :-		Lun	Mar	Mie	Jue	Vie	Sab	Dom

Área de dolor

Inicio	Fin

Duración

Lugar del cuerpo

Frente	Dorso
Izquierda	Derecha

Gravedad

1	2	3	4	5	6	7	8	9	10

Inicio	Fin

Duración

Lugar del cuerpo

Frente	Dorso
Izquierda	Derecha

Gravedad

1	2	3	4	5	6	7	8	9	10

Inicio	Fin

Duración

Lugar del cuerpo

Frente	Dorso
Izquierda	Derecha

Gravedad

1	2	3	4	5	6	7	8	9	10

Energía

☆ ☆ ☆ ☆ ☆

Actividad

☆ ☆ ☆ ☆ ☆

Dormir

☆ ☆ ☆ ☆ ☆

Otros síntomas	Disparadores	Medidas de alivio

Comentarios

Libro del dolor

Fecha :-		Lun	Mar	Mie	Jue	Vie	Sab	Dom

Área de dolor

Inicio	Fin

Duración

Lugar del cuerpo

Frente	Dorso
Izquierda	Derecha

Gravedad

1	2	3	4	5	6	7	8	9	10

Inicio	Fin

Duración

Lugar del cuerpo

Frente	Dorso
Izquierda	Derecha

Gravedad

1	2	3	4	5	6	7	8	9	10

Inicio	Fin

Duración

Lugar del cuerpo

Frente	Dorso
Izquierda	Derecha

Gravedad

1	2	3	4	5	6	7	8	9	10

Energía

☆ ☆ ☆ ☆ ☆

Actividad

☆ ☆ ☆ ☆ ☆

Dormir

☆ ☆ ☆ ☆ ☆

Otros síntomas	Disparadores	Medidas de alivio

Comentarios

Libro del dolor

Fecha :-		Lun	Mar	Mie	Jue	Vie	Sab	Dom

Área de dolor

Inicio	Fin

Duración

Lugar del cuerpo

Frente	Dorso
Izquierda	Derecha

Gravedad									
1	2	3	4	5	6	7	8	9	10

Inicio	Fin

Duración

Lugar del cuerpo

Frente	Dorso
Izquierda	Derecha

Gravedad									
1	2	3	4	5	6	7	8	9	10

Inicio	Fin

Duración

Lugar del cuerpo

Frente	Dorso
Izquierda	Derecha

Gravedad									
1	2	3	4	5	6	7	8	9	10

Energía

☆ ☆ ☆ ☆ ☆

Actividad

☆ ☆ ☆ ☆ ☆

Dormir

☆ ☆ ☆ ☆ ☆

Otros síntomas	Disparadores	Medidas de alivio

Comentarios

Libro del dolor

Fecha :-	Lun	Mar	Mie	Jue	Vie	Sab	Dom

Área de dolor

Inicio / Fin

Inicio	Fin

Duración

Lugar del cuerpo

Frente	Dorso
Izquierda	Derecha

Gravedad

1	2	3	4	5	6	7	8	9	10

Inicio	Fin

Duración

Lugar del cuerpo

Frente	Dorso
Izquierda	Derecha

Gravedad

1	2	3	4	5	6	7	8	9	10

Inicio	Fin

Duración

Lugar del cuerpo

Frente	Dorso
Izquierda	Derecha

Gravedad

1	2	3	4	5	6	7	8	9	10

Energía

☆ ☆ ☆ ☆ ☆

Actividad

☆ ☆ ☆ ☆ ☆

Dormir

☆ ☆ ☆ ☆ ☆

Otros síntomas	Disparadores	Medidas de alivio

Comentarios

Libro del dolor

Fecha :-		Lun	Mar	Mie	Jue	Vie	Sab	Dom

Área de dolor

Inicio	Fin		Lugar del cuerpo	
Duración			Frente	Dorso
			Izquierda	Derecha

Gravedad									
1	2	3	4	5	6	7	8	9	10

Inicio	Fin		Lugar del cuerpo	
Duración			Frente	Dorso
			Izquierda	Derecha

Gravedad									
1	2	3	4	5	6	7	8	9	10

Inicio	Fin		Lugar del cuerpo	
Duración			Frente	Dorso
			Izquierda	Derecha

Gravedad									
1	2	3	4	5	6	7	8	9	10

Energía

☆ ☆ ☆ ☆ ☆

Actividad

☆ ☆ ☆ ☆ ☆

Dormir

☆ ☆ ☆ ☆ ☆

Otros síntomas	Disparadores	Medidas de alivio

Comentarios

Libro del dolor

Fecha :-	Lun	Mar	Mie	Jue	Vie	Sab	Dom

Área de dolor

Inicio	Fin

Duración

Lugar del cuerpo

Frente	Dorso
Izquierda	Derecha

Gravedad									
1	2	3	4	5	6	7	8	9	10

Inicio	Fin

Duración

Lugar del cuerpo

Frente	Dorso
Izquierda	Derecha

Gravedad									
1	2	3	4	5	6	7	8	9	10

Inicio	Fin

Duración

Lugar del cuerpo

Frente	Dorso
Izquierda	Derecha

Gravedad									
1	2	3	4	5	6	7	8	9	10

Energía
☆ ☆ ☆ ☆ ☆

Actividad
☆ ☆ ☆ ☆ ☆

Dormir
☆ ☆ ☆ ☆ ☆

Otros síntomas	Disparadores	Medidas de alivio

Comentarios

Libro del dolor

Fecha :-		Lun	Mar	Mie	Jue	Vie	Sab	Dom

Área de dolor

Inicio	Fin		Lugar del cuerpo	
Duración			Frente	Dorso
			Izquierda	Derecha

Gravedad

1	2	3	4	5	6	7	8	9	10

Inicio	Fin		Lugar del cuerpo	
Duración			Frente	Dorso
			Izquierda	Derecha

Gravedad

1	2	3	4	5	6	7	8	9	10

Inicio	Fin		Lugar del cuerpo	
Duración			Frente	Dorso
			Izquierda	Derecha

Gravedad

1	2	3	4	5	6	7	8	9	10

Energía

☆ ☆ ☆ ☆ ☆

Actividad

☆ ☆ ☆ ☆ ☆

Dormir

☆ ☆ ☆ ☆ ☆

Otros síntomas	Disparadores	Medidas de alivio

Comentarios

Libro del dolor

Fecha :-	Lun	Mar	Mie	Jue	Vie	Sab	Dom

Área de dolor

Inicio	Fin

Duración

Lugar del cuerpo

Frente	Dorso
Izquierda	Derecha

Gravedad

1	2	3	4	5	6	7	8	9	10

Inicio	Fin

Duración

Lugar del cuerpo

Frente	Dorso
Izquierda	Derecha

Gravedad

1	2	3	4	5	6	7	8	9	10

Inicio	Fin

Duración

Lugar del cuerpo

Frente	Dorso
Izquierda	Derecha

Gravedad

1	2	3	4	5	6	7	8	9	10

Energía

☆ ☆ ☆ ☆ ☆

Actividad

☆ ☆ ☆ ☆ ☆

Dormir

☆ ☆ ☆ ☆ ☆

Otros síntomas	Disparadores	Medidas de alivio

Comentarios

Libro del dolor

Fecha :-		Lun	Mar	Mie	Jue	Vie	Sab	Dom

Área de dolor

Inicio	Fin		Lugar del cuerpo	
Duración			Frente	Dorso
			Izquierda	Derecha

Gravedad									
1	2	3	4	5	6	7	8	9	10

Inicio	Fin		Lugar del cuerpo	
Duración			Frente	Dorso
			Izquierda	Derecha

Gravedad									
1	2	3	4	5	6	7	8	9	10

Inicio	Fin		Lugar del cuerpo	
Duración			Frente	Dorso
			Izquierda	Derecha

Gravedad									
1	2	3	4	5	6	7	8	9	10

Energía
☆ ☆ ☆ ☆ ☆

Actividad
☆ ☆ ☆ ☆ ☆

Dormir
☆ ☆ ☆ ☆ ☆

Otros síntomas	Disparadores	Medidas de alivio

Comentarios

Libro del dolor

Fecha :-		Lun	Mar	Mie	Jue	Vie	Sab	Dom

Área de dolor

Energía

☆ ☆ ☆ ☆ ☆

Actividad

☆ ☆ ☆ ☆ ☆

Dormir

☆ ☆ ☆ ☆ ☆

Inicio	Fin

Duración

Lugar del cuerpo

Frente	Dorso
Izquierda	Derecha

Gravedad

1	2	3	4	5	6	7	8	9	10

Inicio	Fin

Duración

Lugar del cuerpo

Frente	Dorso
Izquierda	Derecha

Gravedad

1	2	3	4	5	6	7	8	9	10

Inicio	Fin

Duración

Lugar del cuerpo

Frente	Dorso
Izquierda	Derecha

Gravedad

1	2	3	4	5	6	7	8	9	10

Otros síntomas	Disparadores	Medidas de alivio

Comentarios

Libro del dolor

Fecha :-		Lun	Mar	Mie	Jue	Vie	Sab	Dom

Área de dolor

Inicio	Fin	Lugar del cuerpo	
Duración		Frente	Dorso
		Izquierda	Derecha

Gravedad

1	2	3	4	5	6	7	8	9	10

Inicio	Fin	Lugar del cuerpo	
Duración		Frente	Dorso
		Izquierda	Derecha

Gravedad

1	2	3	4	5	6	7	8	9	10

Inicio	Fin	Lugar del cuerpo	
Duración		Frente	Dorso
		Izquierda	Derecha

Gravedad

1	2	3	4	5	6	7	8	9	10

Energía

☆ ☆ ☆ ☆ ☆

Actividad

☆ ☆ ☆ ☆ ☆

Dormir

☆ ☆ ☆ ☆ ☆

Otros síntomas	Disparadores	Medidas de alivio

Comentarios

Libro del dolor

Fecha :-		Lun	Mar	Mie	Jue	Vie	Sab	Dom

Área de dolor

Inicio	Fin

Duración

Lugar del cuerpo

Frente	Dorso
Izquierda	Derecha

Gravedad

1	2	3	4	5	6	7	8	9	10

Inicio	Fin

Duración

Lugar del cuerpo

Frente	Dorso
Izquierda	Derecha

Gravedad

1	2	3	4	5	6	7	8	9	10

Inicio	Fin

Duración

Lugar del cuerpo

Frente	Dorso
Izquierda	Derecha

Gravedad

1	2	3	4	5	6	7	8	9	10

Energía

☆ ☆ ☆ ☆ ☆

Actividad

☆ ☆ ☆ ☆ ☆

Dormir

☆ ☆ ☆ ☆ ☆

Otros síntomas	Disparadores	Medidas de alivio

Comentarios

Libro del dolor

Fecha :-	Lun	Mar	Mie	Jue	Vie	Sab	Dom

Área de dolor

Inicio	Fin

Duración

Lugar del cuerpo	
Frente	Dorso
Izquierda	Derecha

Gravedad									
1	2	3	4	5	6	7	8	9	10

Inicio	Fin

Duración

Lugar del cuerpo	
Frente	Dorso
Izquierda	Derecha

Gravedad									
1	2	3	4	5	6	7	8	9	10

Inicio	Fin

Duración

Lugar del cuerpo	
Frente	Dorso
Izquierda	Derecha

Gravedad									
1	2	3	4	5	6	7	8	9	10

Energía

☆ ☆ ☆ ☆ ☆

Actividad

☆ ☆ ☆ ☆ ☆

Dormir

☆ ☆ ☆ ☆ ☆

Otros síntomas	Disparadores	Medidas de alivio

Comentarios

Libro del dolor

Fecha :-		Lun	Mar	Mie	Jue	Vie	Sab	Dom

Área de dolor

Inicio	Fin		Lugar del cuerpo	
Duración			Frente	Dorso
			Izquierda	Derecha

Gravedad

1	2	3	4	5	6	7	8	9	10

Inicio	Fin		Lugar del cuerpo	
Duración			Frente	Dorso
			Izquierda	Derecha

Gravedad

1	2	3	4	5	6	7	8	9	10

Inicio	Fin		Lugar del cuerpo	
Duración			Frente	Dorso
			Izquierda	Derecha

Gravedad

1	2	3	4	5	6	7	8	9	10

Energía

☆ ☆ ☆ ☆ ☆

Actividad

☆ ☆ ☆ ☆ ☆

Dormir

☆ ☆ ☆ ☆ ☆

Otros síntomas	Disparadores	Medidas de alivio

Comentarios

Libro del dolor

Fecha :-		Lun	Mar	Mie	Jue	Vie	Sab	Dom

Área de dolor

Inicio	Fin	Lugar del cuerpo	
Duración		Frente	Dorso
		Izquierda	Derecha

Gravedad

1	2	3	4	5	6	7	8	9	10

Inicio	Fin	Lugar del cuerpo	
Duración		Frente	Dorso
		Izquierda	Derecha

Gravedad

1	2	3	4	5	6	7	8	9	10

Inicio	Fin	Lugar del cuerpo	
Duración		Frente	Dorso
		Izquierda	Derecha

Gravedad

1	2	3	4	5	6	7	8	9	10

Energía

☆ ☆ ☆ ☆ ☆

Actividad

☆ ☆ ☆ ☆ ☆

Dormir

☆ ☆ ☆ ☆ ☆

Otros síntomas	Disparadores	Medidas de alivio

Comentarios

Libro del dolor

Fecha :-		Lun	Mar	Mie	Jue	Vie	Sab	Dom

Área de dolor

Inicio	Fin

Duración

Lugar del cuerpo	
Frente	Dorso
Izquierda	Derecha

Gravedad									
1	2	3	4	5	6	7	8	9	10

Inicio	Fin

Duración

Lugar del cuerpo	
Frente	Dorso
Izquierda	Derecha

Gravedad									
1	2	3	4	5	6	7	8	9	10

Inicio	Fin

Duración

Lugar del cuerpo	
Frente	Dorso
Izquierda	Derecha

Gravedad									
1	2	3	4	5	6	7	8	9	10

Energía
☆ ☆ ☆ ☆ ☆

Actividad
☆ ☆ ☆ ☆ ☆

Dormir
☆ ☆ ☆ ☆ ☆

Otros síntomas	Disparadores	Medidas de alivio

Comentarios

Libro del dolor

Fecha :-		Lun	Mar	Mie	Jue	Vie	Sab	Dom

Área de dolor

Inicio	Fin

Duración

Lugar del cuerpo

Frente	Dorso
Izquierda	Derecha

Gravedad

1	2	3	4	5	6	7	8	9	10

Inicio	Fin

Duración

Lugar del cuerpo

Frente	Dorso
Izquierda	Derecha

Gravedad

1	2	3	4	5	6	7	8	9	10

Inicio	Fin

Duración

Lugar del cuerpo

Frente	Dorso
Izquierda	Derecha

Gravedad

1	2	3	4	5	6	7	8	9	10

Energía

☆ ☆ ☆ ☆ ☆

Actividad

☆ ☆ ☆ ☆ ☆

Dormir

☆ ☆ ☆ ☆ ☆

Otros síntomas	Disparadores	Medidas de alivio

Comentarios

Libro del dolor

Fecha :-		Lun	Mar	Mie	Jue	Vie	Sab	Dom

Área de dolor

Energía

☆ ☆ ☆ ☆ ☆

Actividad

☆ ☆ ☆ ☆ ☆

Dormir

☆ ☆ ☆ ☆ ☆

Inicio	Fin
Duración	

Lugar del cuerpo	
Frente	Dorso
Izquierda	Derecha

Gravedad

1	2	3	4	5	6	7	8	9	10

Inicio	Fin
Duración	

Lugar del cuerpo	
Frente	Dorso
Izquierda	Derecha

Gravedad

1	2	3	4	5	6	7	8	9	10

Inicio	Fin
Duración	

Lugar del cuerpo	
Frente	Dorso
Izquierda	Derecha

Gravedad

1	2	3	4	5	6	7	8	9	10

Otros síntomas	Disparadores	Medidas de alivio

Comentarios

Libro del dolor

Fecha :-		Lun	Mar	Mie	Jue	Vie	Sab	Dom

Área de dolor

Inicio	Fin

Duración

Lugar del cuerpo

Frente	Dorso
Izquierda	Derecha

Gravedad									
1	2	3	4	5	6	7	8	9	10

Inicio	Fin

Duración

Lugar del cuerpo

Frente	Dorso
Izquierda	Derecha

Gravedad									
1	2	3	4	5	6	7	8	9	10

Inicio	Fin

Duración

Lugar del cuerpo

Frente	Dorso
Izquierda	Derecha

Gravedad									
1	2	3	4	5	6	7	8	9	10

Energía
☆ ☆ ☆ ☆ ☆

Actividad
☆ ☆ ☆ ☆ ☆

Dormir
☆ ☆ ☆ ☆ ☆

Otros síntomas	Disparadores	Medidas de alivio

Comentarios

Libro del dolor

Fecha :-		Lun	Mar	Mie	Jue	Vie	Sab	Dom

Área de dolor

Inicio	Fin

Duración

Lugar del cuerpo

Frente	Dorso
Izquierda	Derecha

Gravedad

1	2	3	4	5	6	7	8	9	10

Inicio	Fin

Duración

Lugar del cuerpo

Frente	Dorso
Izquierda	Derecha

Gravedad

1	2	3	4	5	6	7	8	9	10

Inicio	Fin

Duración

Lugar del cuerpo

Frente	Dorso
Izquierda	Derecha

Gravedad

1	2	3	4	5	6	7	8	9	10

Energía

☆ ☆ ☆ ☆ ☆

Actividad

☆ ☆ ☆ ☆ ☆

Dormir

☆ ☆ ☆ ☆ ☆

Otros síntomas	Disparadores	Medidas de alivio

Comentarios

Libro del dolor

<table>
<tr><td>Fecha :-</td><td>Lun</td><td>Mar</td><td>Mie</td><td>Jue</td><td>Vie</td><td>Sab</td><td>Dom</td></tr>
</table>

Área de dolor

Energía
☆ ☆ ☆ ☆ ☆

Actividad
☆ ☆ ☆ ☆ ☆

Dormir
☆ ☆ ☆ ☆ ☆

Inicio	Fin

Duración

Lugar del cuerpo

Frente	Dorso
Izquierda	Derecha

Gravedad

1	2	3	4	5	6	7	8	9	10

Inicio	Fin

Duración

Lugar del cuerpo

Frente	Dorso
Izquierda	Derecha

Gravedad

1	2	3	4	5	6	7	8	9	10

Inicio	Fin

Duración

Lugar del cuerpo

Frente	Dorso
Izquierda	Derecha

Gravedad

1	2	3	4	5	6	7	8	9	10

Otros síntomas	Disparadores	Medidas de alivio

Comentarios

Libro del dolor

Fecha :-	Lun	Mar	Mie	Jue	Vie	Sab	Dom

Área de dolor

Inicio	Fin

Duración

Lugar del cuerpo

Frente	Dorso
Izquierda	Derecha

Gravedad

1	2	3	4	5	6	7	8	9	10

Inicio	Fin

Duración

Lugar del cuerpo

Frente	Dorso
Izquierda	Derecha

Gravedad

1	2	3	4	5	6	7	8	9	10

Inicio	Fin

Duración

Lugar del cuerpo

Frente	Dorso
Izquierda	Derecha

Gravedad

1	2	3	4	5	6	7	8	9	10

Energía

☆ ☆ ☆ ☆ ☆

Actividad

☆ ☆ ☆ ☆ ☆

Dormir

☆ ☆ ☆ ☆ ☆

Otros síntomas	Disparadores	Medidas de alivio

Comentarios

Libro del dolor

Fecha :-	Lun	Mar	Mie	Jue	Vie	Sab	Dom

Área de dolor

Inicio	Fin		Lugar del cuerpo	
Duración			Frente	Dorso
			Izquierda	Derecha

Gravedad

1	2	3	4	5	6	7	8	9	10

Inicio	Fin		Lugar del cuerpo	
Duración			Frente	Dorso
			Izquierda	Derecha

Gravedad

1	2	3	4	5	6	7	8	9	10

Inicio	Fin		Lugar del cuerpo	
Duración			Frente	Dorso
			Izquierda	Derecha

Gravedad

1	2	3	4	5	6	7	8	9	10

Energía
☆ ☆ ☆ ☆ ☆

Actividad
☆ ☆ ☆ ☆ ☆

Dormir
☆ ☆ ☆ ☆ ☆

Otros síntomas	Disparadores	Medidas de alivio

Comentarios

Libro del dolor

Fecha :-		Lun	Mar	Mie	Jue	Vie	Sab	Dom

Área de dolor

Inicio	Fin
Duración	

Lugar del cuerpo	
Frente	Dorso
Izquierda	Derecha

Gravedad

1	2	3	4	5	6	7	8	9	10

Inicio	Fin
Duración	

Lugar del cuerpo	
Frente	Dorso
Izquierda	Derecha

Gravedad

1	2	3	4	5	6	7	8	9	10

Inicio	Fin
Duración	

Lugar del cuerpo	
Frente	Dorso
Izquierda	Derecha

Gravedad

1	2	3	4	5	6	7	8	9	10

Energía

☆ ☆ ☆ ☆ ☆

Actividad

☆ ☆ ☆ ☆ ☆

Dormir

☆ ☆ ☆ ☆ ☆

Otros síntomas	Disparadores	Medidas de alivio

Comentarios

Libro del dolor

Fecha :-	Lun	Mar	Mie	Jue	Vie	Sab	Dom

Área de dolor

Inicio	Fin

Duración

Lugar del cuerpo

Frente	Dorso
Izquierda	Derecha

Gravedad									
1	2	3	4	5	6	7	8	9	10

Inicio	Fin

Duración

Lugar del cuerpo

Frente	Dorso
Izquierda	Derecha

Gravedad									
1	2	3	4	5	6	7	8	9	10

Energía
☆ ☆ ☆ ☆ ☆

Actividad
☆ ☆ ☆ ☆ ☆

Dormir
☆ ☆ ☆ ☆ ☆

Inicio	Fin

Duración

Lugar del cuerpo

Frente	Dorso
Izquierda	Derecha

Gravedad									
1	2	3	4	5	6	7	8	9	10

Otros síntomas	Disparadores	Medidas de alivio

Comentarios

Libro del dolor

Fecha :-		Lun	Mar	Mie	Jue	Vie	Sab	Dom

Área de dolor

Inicio	Fin		Lugar del cuerpo	
Duración			Frente	Dorso
			Izquierda	Derecha

Gravedad

1	2	3	4	5	6	7	8	9	10

Inicio	Fin		Lugar del cuerpo	
Duración			Frente	Dorso
			Izquierda	Derecha

Gravedad

1	2	3	4	5	6	7	8	9	10

Inicio	Fin		Lugar del cuerpo	
Duración			Frente	Dorso
			Izquierda	Derecha

Gravedad

1	2	3	4	5	6	7	8	9	10

Energía

☆ ☆ ☆ ☆ ☆

Actividad

☆ ☆ ☆ ☆ ☆

Dormir

☆ ☆ ☆ ☆ ☆

Otros síntomas	Disparadores	Medidas de alivio

Comentarios

Libro del dolor

Fecha :-	Lun	Mar	Mie	Jue	Vie	Sab	Dom

Área de dolor

Inicio	Fin		Lugar del cuerpo	
Duración			Frente	Dorso
			Izquierda	Derecha

Gravedad

1	2	3	4	5	6	7	8	9	10

Inicio	Fin		Lugar del cuerpo	
Duración			Frente	Dorso
			Izquierda	Derecha

Gravedad

1	2	3	4	5	6	7	8	9	10

Inicio	Fin		Lugar del cuerpo	
Duración			Frente	Dorso
			Izquierda	Derecha

Gravedad

1	2	3	4	5	6	7	8	9	10

Energía

☆ ☆ ☆ ☆ ☆

Actividad

☆ ☆ ☆ ☆ ☆

Dormir

☆ ☆ ☆ ☆ ☆

Otros síntomas	Disparadores	Medidas de alivio

Comentarios

Libro del dolor

Fecha :-		Lun	Mar	Mie	Jue	Vie	Sab	Dom

Área de dolor

Energía
☆ ☆ ☆ ☆ ☆

Actividad
☆ ☆ ☆ ☆ ☆

Dormir
☆ ☆ ☆ ☆ ☆

Inicio	Fin
Duración	

Lugar del cuerpo	
Frente	Dorso
Izquierda	Derecha

Gravedad

1	2	3	4	5	6	7	8	9	10

Inicio	Fin
Duración	

Lugar del cuerpo	
Frente	Dorso
Izquierda	Derecha

Gravedad

1	2	3	4	5	6	7	8	9	10

Inicio	Fin
Duración	

Lugar del cuerpo	
Frente	Dorso
Izquierda	Derecha

Gravedad

1	2	3	4	5	6	7	8	9	10

Otros síntomas	Disparadores	Medidas de alivio

Comentarios

Libro del dolor

Fecha :-		Lun	Mar	Mie	Jue	Vie	Sab	Dom

Área de dolor

Inicio	Fin

Duración

Lugar del cuerpo	
Frente	Dorso
Izquierda	Derecha

Gravedad									
1	2	3	4	5	6	7	8	9	10

Inicio	Fin

Duración

Lugar del cuerpo	
Frente	Dorso
Izquierda	Derecha

Gravedad									
1	2	3	4	5	6	7	8	9	10

Inicio	Fin

Duración

Lugar del cuerpo	
Frente	Dorso
Izquierda	Derecha

Gravedad									
1	2	3	4	5	6	7	8	9	10

Energía

☆ ☆ ☆ ☆ ☆

Actividad

☆ ☆ ☆ ☆ ☆

Dormir

☆ ☆ ☆ ☆ ☆

Otros síntomas	Disparadores	Medidas de alivio

Comentarios

Libro del dolor

Fecha :-		Lun	Mar	Mie	Jue	Vie	Sab	Dom

Área de dolor

Inicio	Fin

Duración

Lugar del cuerpo

Frente	Dorso
Izquierda	Derecha

Gravedad									
1	2	3	4	5	6	7	8	9	10

Inicio	Fin

Duración

Lugar del cuerpo

Frente	Dorso
Izquierda	Derecha

Gravedad									
1	2	3	4	5	6	7	8	9	10

Inicio	Fin

Duración

Lugar del cuerpo

Frente	Dorso
Izquierda	Derecha

Gravedad									
1	2	3	4	5	6	7	8	9	10

Energía

☆ ☆ ☆ ☆ ☆

Actividad

☆ ☆ ☆ ☆ ☆

Dormir

☆ ☆ ☆ ☆ ☆

Otros síntomas	Disparadores	Medidas de alivio

Comentarios

Libro del dolor

Fecha :-		Lun	Mar	Mie	Jue	Vie	Sab	Dom

Área de dolor

Inicio	Fin

Duración

Lugar del cuerpo

Frente	Dorso
Izquierda	Derecha

Gravedad									
1	2	3	4	5	6	7	8	9	10

Inicio	Fin

Duración

Lugar del cuerpo

Frente	Dorso
Izquierda	Derecha

Gravedad									
1	2	3	4	5	6	7	8	9	10

Inicio	Fin

Duración

Lugar del cuerpo

Frente	Dorso
Izquierda	Derecha

Gravedad									
1	2	3	4	5	6	7	8	9	10

Energía

☆ ☆ ☆ ☆ ☆

Actividad

☆ ☆ ☆ ☆ ☆

Dormir

☆ ☆ ☆ ☆ ☆

Otros síntomas	Disparadores	Medidas de alivio

Comentarios

Libro del dolor

Fecha :-		Lun	Mar	Mie	Jue	Vie	Sab	Dom

Área de dolor

Inicio	Fin

Duración

Lugar del cuerpo

Frente	Dorso
Izquierda	Derecha

Gravedad

1	2	3	4	5	6	7	8	9	10

Inicio	Fin

Duración

Lugar del cuerpo

Frente	Dorso
Izquierda	Derecha

Gravedad

1	2	3	4	5	6	7	8	9	10

Inicio	Fin

Duración

Lugar del cuerpo

Frente	Dorso
Izquierda	Derecha

Gravedad

1	2	3	4	5	6	7	8	9	10

Energía

☆ ☆ ☆ ☆ ☆

Actividad

☆ ☆ ☆ ☆ ☆

Dormir

☆ ☆ ☆ ☆ ☆

Otros síntomas	Disparadores	Medidas de alivio

Comentarios

Libro del dolor

Fecha :-		Lun	Mar	Mie	Jue	Vie	Sab	Dom

Área de dolor

Inicio	Fin	Lugar del cuerpo	
Duración		Frente	Dorso
		Izquierda	Derecha

Gravedad

1	2	3	4	5	6	7	8	9	10

Inicio	Fin	Lugar del cuerpo	
Duración		Frente	Dorso
		Izquierda	Derecha

Gravedad

1	2	3	4	5	6	7	8	9	10

Inicio	Fin	Lugar del cuerpo	
Duración		Frente	Dorso
		Izquierda	Derecha

Gravedad

1	2	3	4	5	6	7	8	9	10

Energía

☆ ☆ ☆ ☆ ☆

Actividad

★ ★ ☆ ☆ ☆

Dormir

☆ ★ ★ ☆ ☆

Otros síntomas	Disparadores	Medidas de alivio

Comentarios

Libro del dolor

Fecha :-		Lun	Mar	Mie	Jue	Vie	Sab	Dom

Área de dolor

Energía
☆ ☆ ☆ ☆ ☆

Actividad
☆ ☆ ☆ ☆ ☆

Dormir
☆ ☆ ☆ ☆ ☆

Inicio	Fin

Duración

Lugar del cuerpo

Frente	Dorso
Izquierda	Derecha

Gravedad

1	2	3	4	5	6	7	8	9	10

Inicio	Fin

Duración

Lugar del cuerpo

Frente	Dorso
Izquierda	Derecha

Gravedad

1	2	3	4	5	6	7	8	9	10

Inicio	Fin

Duración

Lugar del cuerpo

Frente	Dorso
Izquierda	Derecha

Gravedad

1	2	3	4	5	6	7	8	9	10

Otros síntomas	Disparadores	Medidas de alivio

Comentarios

Libro del dolor

Fecha :-		Lun	Mar	Mie	Jue	Vie	Sab	Dom

Área de dolor

Inicio	Fin

Duración

Lugar del cuerpo

Frente	Dorso
Izquierda	Derecha

Gravedad									
1	2	3	4	5	6	7	8	9	10

Inicio	Fin

Duración

Lugar del cuerpo

Frente	Dorso
Izquierda	Derecha

Gravedad									
1	2	3	4	5	6	7	8	9	10

Inicio	Fin

Duración

Lugar del cuerpo

Frente	Dorso
Izquierda	Derecha

Gravedad									
1	2	3	4	5	6	7	8	9	10

Energía
☆ ☆ ☆ ☆ ☆

Actividad
☆ ☆ ☆ ☆ ☆

Dormir
☆ ☆ ☆ ☆ ☆

Otros síntomas	Disparadores	Medidas de alivio

Comentarios

Libro del dolor

Fecha :-		Lun	Mar	Mie	Jue	Vie	Sab	Dom

Área de dolor

Inicio	Fin

Duración

Lugar del cuerpo

Frente	Dorso
Izquierda	Derecha

Gravedad

1	2	3	4	5	6	7	8	9	10

Inicio	Fin

Duración

Lugar del cuerpo

Frente	Dorso
Izquierda	Derecha

Gravedad

1	2	3	4	5	6	7	8	9	10

Inicio	Fin

Duración

Lugar del cuerpo

Frente	Dorso
Izquierda	Derecha

Gravedad

1	2	3	4	5	6	7	8	9	10

Energía

☆ ☆ ☆ ☆ ☆

Actividad

☆ ☆ ☆ ☆ ☆

Dormir

☆ ☆ ☆ ☆ ☆

Otros síntomas	Disparadores	Medidas de alivio

Comentarios

Libro del dolor

Fecha :-	Lun	Mar	Mie	Jue	Vie	Sab	Dom

Área de dolor

Inicio	Fin

Duración

Lugar del cuerpo

Frente	Dorso
Izquierda	Derecha

Gravedad

1	2	3	4	5	6	7	8	9	10

Inicio	Fin

Duración

Lugar del cuerpo

Frente	Dorso
Izquierda	Derecha

Gravedad

1	2	3	4	5	6	7	8	9	10

Inicio	Fin

Duración

Lugar del cuerpo

Frente	Dorso
Izquierda	Derecha

Gravedad

1	2	3	4	5	6	7	8	9	10

Energía

☆ ☆ ☆ ☆ ☆

Actividad

☆ ☆ ☆ ☆ ☆

Dormir

☆ ☆ ☆ ☆ ☆

Otros síntomas	Disparadores	Medidas de alivio

Comentarios

Libro del dolor

Fecha :-		Lun	Mar	Mie	Jue	Vie	Sab	Dom

Área de dolor

Inicio	Fin

Duración

Lugar del cuerpo

Frente	Dorso
Izquierda	Derecha

Gravedad

1	2	3	4	5	6	7	8	9	10

Inicio	Fin

Duración

Lugar del cuerpo

Frente	Dorso
Izquierda	Derecha

Gravedad

1	2	3	4	5	6	7	8	9	10

Inicio	Fin

Duración

Lugar del cuerpo

Frente	Dorso
Izquierda	Derecha

Gravedad

1	2	3	4	5	6	7	8	9	10

Energía

☆ ☆ ☆ ☆ ☆

Actividad

☆ ☆ ☆ ☆ ☆

Dormir

☆ ☆ ☆ ☆ ☆

Otros síntomas	Disparadores	Medidas de alivio

Comentarios

Libro del dolor

Fecha :-		Lun	Mar	Mie	Jue	Vie	Sab	Dom

Área de dolor

Inicio	Fin		Lugar del cuerpo	
Duración			Frente	Dorso
			Izquierda	Derecha

Gravedad									
1	2	3	4	5	6	7	8	9	10

Inicio	Fin		Lugar del cuerpo	
Duración			Frente	Dorso
			Izquierda	Derecha

Gravedad									
1	2	3	4	5	6	7	8	9	10

Inicio	Fin		Lugar del cuerpo	
Duración			Frente	Dorso
			Izquierda	Derecha

Gravedad									
1	2	3	4	5	6	7	8	9	10

Energía

☆ ☆ ☆ ☆ ☆

Actividad

☆ ☆ ☆ ☆ ☆

Dormir

☆ ☆ ☆ ☆ ☆

Otros síntomas	Disparadores	Medidas de alivio

Comentarios

Libro del dolor

Fecha :-		Lun	Mar	Mie	Jue	Vie	Sab	Dom

Área de dolor

Inicio	Fin

Duración

Lugar del cuerpo

Frente	Dorso
Izquierda	Derecha

Gravedad

1	2	3	4	5	6	7	8	9	10

Inicio	Fin

Duración

Lugar del cuerpo

Frente	Dorso
Izquierda	Derecha

Gravedad

1	2	3	4	5	6	7	8	9	10

Inicio	Fin

Duración

Lugar del cuerpo

Frente	Dorso
Izquierda	Derecha

Gravedad

1	2	3	4	5	6	7	8	9	10

Energía

☆ ☆ ☆ ☆ ☆

Actividad

☆ ☆ ☆ ☆ ☆

Dormir

☆ ☆ ☆ ☆ ☆

Otros síntomas	Disparadores	Medidas de alivio

Comentarios

Libro del dolor

Fecha :-		Lun	Mar	Mie	Jue	Vie	Sab	Dom

Área de dolor

Inicio	Fin

Duración

Lugar del cuerpo

Frente	Dorso
Izquierda	Derecha

Gravedad

1	2	3	4	5	6	7	8	9	10

Inicio	Fin

Duración

Lugar del cuerpo

Frente	Dorso
Izquierda	Derecha

Gravedad

1	2	3	4	5	6	7	8	9	10

Inicio	Fin

Duración

Lugar del cuerpo

Frente	Dorso
Izquierda	Derecha

Gravedad

1	2	3	4	5	6	7	8	9	10

Energía

☆ ☆ ☆ ☆ ☆

Actividad

☆ ☆ ☆ ☆ ☆

Dormir

☆ ☆ ☆ ☆ ☆

Otros síntomas	Disparadores	Medidas de alivio

Comentarios

Libro del dolor

Fecha :-		Lun	Mar	Mie	Jue	Vie	Sab	Dom

Área de dolor

Inicio	Fin
Duración	

Lugar del cuerpo	
Frente	Dorso
Izquierda	Derecha

Gravedad

1	2	3	4	5	6	7	8	9	10

Inicio	Fin
Duración	

Lugar del cuerpo	
Frente	Dorso
Izquierda	Derecha

Gravedad

1	2	3	4	5	6	7	8	9	10

Inicio	Fin
Duración	

Lugar del cuerpo	
Frente	Dorso
Izquierda	Derecha

Gravedad

1	2	3	4	5	6	7	8	9	10

Energía
☆ ☆ ☆ ☆ ☆

Actividad
☆ ☆ ☆ ☆ ☆

Dormir
☆ ☆ ☆ ☆ ☆

Otros síntomas	Disparadores	Medidas de alivio

Comentarios

Libro del dolor

Fecha :-	Lun	Mar	Mie	Jue	Vie	Sab	Dom

Área de dolor

Inicio	Fin

Duración

Lugar del cuerpo

Frente	Dorso
Izquierda	Derecha

Gravedad

1	2	3	4	5	6	7	8	9	10

Inicio	Fin

Duración

Lugar del cuerpo

Frente	Dorso
Izquierda	Derecha

Gravedad

1	2	3	4	5	6	7	8	9	10

Inicio	Fin

Duración

Lugar del cuerpo

Frente	Dorso
Izquierda	Derecha

Gravedad

1	2	3	4	5	6	7	8	9	10

Energía

☆ ☆ ☆ ☆ ☆

Actividad

☆ ☆ ☆ ☆ ☆

Dormir

☆ ☆ ☆ ☆ ☆

Otros síntomas	Disparadores	Medidas de alivio

Comentarios

Libro del dolor

Fecha :-	Lun	Mar	Mie	Jue	Vie	Sab	Dom

Área de dolor

Inicio	Fin

Duración

Lugar del cuerpo

Frente	Dorso
Izquierda	Derecha

Gravedad

1	2	3	4	5	6	7	8	9	10

Inicio	Fin

Duración

Lugar del cuerpo

Frente	Dorso
Izquierda	Derecha

Gravedad

1	2	3	4	5	6	7	8	9	10

Inicio	Fin

Duración

Lugar del cuerpo

Frente	Dorso
Izquierda	Derecha

Gravedad

1	2	3	4	5	6	7	8	9	10

Energía

☆ ☆ ☆ ☆ ☆

Actividad

☆ ☆ ☆ ☆ ☆

Dormir

☆ ☆ ☆ ☆ ☆

Otros síntomas	Disparadores	Medidas de alivio

Comentarios

Libro del dolor

Fecha :-		Lun	Mar	Mie	Jue	Vie	Sab	Dom

Área de dolor

Inicio	Fin	Lugar del cuerpo	
Duración		Frente	Dorso
		Izquierda	Derecha

Gravedad									
1	2	3	4	5	6	7	8	9	10

Inicio	Fin	Lugar del cuerpo	
Duración		Frente	Dorso
		Izquierda	Derecha

Gravedad									
1	2	3	4	5	6	7	8	9	10

Inicio	Fin	Lugar del cuerpo	
Duración		Frente	Dorso
		Izquierda	Derecha

Gravedad									
1	2	3	4	5	6	7	8	9	10

Energía
☆ ☆ ☆ ☆ ☆

Actividad
☆ ☆ ☆ ☆ ☆

Dormir
☆ ☆ ☆ ☆ ☆

Otros síntomas	Disparadores	Medidas de alivio

Comentarios

Libro del dolor

Fecha :-		Lun	Mar	Mie	Jue	Vie	Sab	Dom

Área de dolor

Inicio	Fin

Duración

Lugar del cuerpo

Frente	Dorso
Izquierda	Derecha

Gravedad

1	2	3	4	5	6	7	8	9	10

Inicio	Fin

Duración

Lugar del cuerpo

Frente	Dorso
Izquierda	Derecha

Gravedad

1	2	3	4	5	6	7	8	9	10

Inicio	Fin

Duración

Lugar del cuerpo

Frente	Dorso
Izquierda	Derecha

Gravedad

1	2	3	4	5	6	7	8	9	10

Energía

☆ ☆ ☆ ☆ ☆

Actividad

☆ ☆ ☆ ☆ ☆

Dormir

☆ ☆ ☆ ☆ ☆

Otros síntomas	Disparadores	Medidas de alivio

Comentarios

Libro del dolor

Fecha :-		Lun	Mar	Mie	Jue	Vie	Sab	Dom

Área de dolor

Inicio	Fin

Duración

Lugar del cuerpo

Frente	Dorso
Izquierda	Derecha

Gravedad

1	2	3	4	5	6	7	8	9	10

Inicio	Fin

Duración

Lugar del cuerpo

Frente	Dorso
Izquierda	Derecha

Gravedad

1	2	3	4	5	6	7	8	9	10

Inicio	Fin

Duración

Lugar del cuerpo

Frente	Dorso
Izquierda	Derecha

Gravedad

1	2	3	4	5	6	7	8	9	10

Energía

☆ ☆ ☆ ☆ ☆

Actividad

☆ ☆ ☆ ☆ ☆

Dormir

☆ ☆ ☆ ☆ ☆

Otros síntomas	Disparadores	Medidas de alivio

Comentarios

Libro del dolor

Fecha :-		Lun	Mar	Mie	Jue	Vie	Sab	Dom

Área de dolor

Inicio	Fin		Lugar del cuerpo	
Duración			Frente	Dorso
			Izquierda	Derecha

Gravedad									
1	2	3	4	5	6	7	8	9	10

Inicio	Fin		Lugar del cuerpo	
Duración			Frente	Dorso
			Izquierda	Derecha

Gravedad									
1	2	3	4	5	6	7	8	9	10

Inicio	Fin		Lugar del cuerpo	
Duración			Frente	Dorso
			Izquierda	Derecha

Gravedad									
1	2	3	4	5	6	7	8	9	10

Energía
☆ ☆ ☆ ☆ ☆

Actividad
☆ ☆ ☆ ☆ ☆

Dormir
☆ ☆ ☆ ☆ ☆

Otros síntomas	Disparadores	Medidas de alivio

Comentarios

Libro del dolor

Fecha :-	Lun	Mar	Mie	Jue	Vie	Sab	Dom

Área de dolor

Inicio	Fin		Lugar del cuerpo	
Duración			Frente	Dorso
			Izquierda	Derecha

Gravedad									
1	2	3	4	5	6	7	8	9	10

Inicio	Fin		Lugar del cuerpo	
Duración			Frente	Dorso
			Izquierda	Derecha

Gravedad									
1	2	3	4	5	6	7	8	9	10

Inicio	Fin		Lugar del cuerpo	
Duración			Frente	Dorso
			Izquierda	Derecha

Gravedad									
1	2	3	4	5	6	7	8	9	10

Energía

☆ ☆ ☆ ☆ ☆

Actividad

☆ ☆ ☆ ☆ ☆

Dormir

☆ ☆ ☆ ☆ ☆

Otros síntomas	Disparadores	Medidas de alivio

Comentarios

Libro del dolor

Fecha :-			Lun	Mar	Mie	Jue	Vie	Sab	Dom

Área de dolor

Inicio	Fin		Lugar del cuerpo	
Duración			Frente	Dorso
			Izquierda	Derecha

Gravedad

1	2	3	4	5	6	7	8	9	10

Inicio	Fin		Lugar del cuerpo	
Duración			Frente	Dorso
			Izquierda	Derecha

Gravedad

1	2	3	4	5	6	7	8	9	10

Inicio	Fin		Lugar del cuerpo	
Duración			Frente	Dorso
			Izquierda	Derecha

Gravedad

1	2	3	4	5	6	7	8	9	10

Energía

☆ ☆ ☆ ☆ ☆

Actividad

☆ ☆ ☆ ☆ ☆

Dormir

☆ ☆ ☆ ☆ ☆

Otros síntomas	Disparadores	Medidas de alivio

Comentarios

Libro del dolor

Fecha :-	Lun	Mar	Mie	Jue	Vie	Sab	Dom

Área de dolor

Inicio	Fin

Duración

Lugar del cuerpo	
Frente	Dorso
Izquierda	Derecha

Gravedad									
1	2	3	4	5	6	7	8	9	10

Inicio	Fin

Duración

Lugar del cuerpo	
Frente	Dorso
Izquierda	Derecha

Gravedad									
1	2	3	4	5	6	7	8	9	10

Inicio	Fin

Duración

Lugar del cuerpo	
Frente	Dorso
Izquierda	Derecha

Gravedad									
1	2	3	4	5	6	7	8	9	10

Energía
☆ ☆ ☆ ☆ ☆

Actividad
☆ ☆ ☆ ☆ ☆

Dormir
☆ ☆ ☆ ☆ ☆

Otros síntomas	Disparadores	Medidas de alivio

Comentarios

Libro del dolor

Fecha :-	Lun	Mar	Mie	Jue	Vie	Sab	Dom

Área de dolor

Energía
☆ ☆ ☆ ☆ ☆
Actividad
☆ ☆ ☆ ☆ ☆
Dormir
☆ ☆ ☆ ☆ ☆

Bloque 1

Inicio	Fin

Duración

Lugar del cuerpo

Frente	Dorso
Izquierda	Derecha

Gravedad

1	2	3	4	5	6	7	8	9	10

Bloque 2

Inicio	Fin

Duración

Lugar del cuerpo

Frente	Dorso
Izquierda	Derecha

Gravedad

1	2	3	4	5	6	7	8	9	10

Bloque 3

Inicio	Fin

Duración

Lugar del cuerpo

Frente	Dorso
Izquierda	Derecha

Gravedad

1	2	3	4	5	6	7	8	9	10

Otros síntomas	Disparadores	Medidas de alivio

Comentarios

Libro del dolor

Fecha :-	Lun	Mar	Mie	Jue	Vie	Sab	Dom

Área de dolor

Inicio	Fin

Duración

Lugar del cuerpo

Frente	Dorso
Izquierda	Derecha

Gravedad									
1	2	3	4	5	6	7	8	9	10

Inicio	Fin

Duración

Lugar del cuerpo

Frente	Dorso
Izquierda	Derecha

Gravedad									
1	2	3	4	5	6	7	8	9	10

Inicio	Fin

Duración

Lugar del cuerpo

Frente	Dorso
Izquierda	Derecha

Gravedad									
1	2	3	4	5	6	7	8	9	10

Energía

☆ ☆ ☆ ☆ ☆

Actividad

☆ ☆ ☆ ☆ ☆

Dormir

☆ ☆ ☆ ☆ ☆

Otros síntomas	Disparadores	Medidas de alivio

Comentarios